PROBLEME DER ZENTRALNERVÖSEN REGULATION

BAD OEYNHAUSENER GESPRÄCHE V
27. UND 28. OKTOBER 1961

MIT BEITRÄGEN VON

J. ASCHOFF · A. PRINZ AUERSPERG · H. F. BRUNE · P. CHRISTIAN
A. DERWORT · H. A. DITTMAR · K. GOLENHOFEN · G. HILDEBRANDT
H. P. KOEPCHEN · K. MECHELKE · E. NUSSER · H. PLÜGGE · R. WEVER

ZUSAMMENGESTELLT VON

L. DELIUS
BAD OEYNHAUSEN

H. P. KOEPCHEN
GÖTTINGEN

E. WITZLEB
BAD OEYNHAUSEN

MIT 52 ABBILDUNGEN

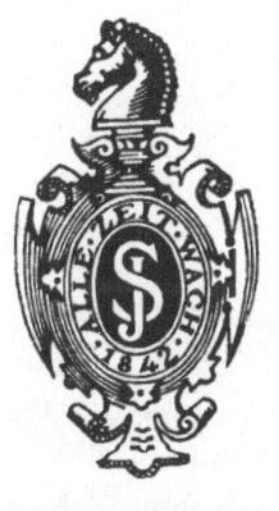

SPRINGER-VERLAG
BERLIN · GÖTTINGEN · HEIDELBERG
1962

ISBN-13: 978-3-540-02786-7   e-ISBN-13: 978-3-642-99871-3
DOI: 10.1007/978-3-642-99871-3

Druck der Brühlschen Universitätsdruckerei Gießen

Vorwort

Das V. Bad Oeynhausener Gespräch sollte ursprünglich nur Fragen der nervösen Kreislaufsteuerung gewidmet sein. Auf diesem Gebiet sind in den letzten Jahren aus physiologischen Untersuchungen zwei verschiedene Ansatzpunkte entwickelt worden, die Folgerungen auch für die Klinik der Kreislaufregulationsstörungen haben. Es handelt sich einmal um die Feststellung und die Ordnung der im Kreislauf anzutreffenden Rhythmen, zum anderen um die regeltheoretische Interpretation der „reflektorischen Selbststeuerung" des Kreislaufs. Ein Gespräch zwischen den Vertretern beider Arbeitsrichtungen erschien uns erwünscht, weil eine Begegnung zur gemeinsamen Diskussion der beiden Betrachtungsweisen bisher noch nicht erfolgt war.

Neuere Untersuchungen bei Tier und Mensch haben die rhythmischen Vorgänge, welche sich im Kreislauf auswirken, als eine Grundform der „Ruheaktivität" von Zentren und peripheren Receptoren erkennen lassen. Die Kreislaufregulation bildet deshalb einen Modellfall für die Erörterung der Beziehungen zwischen einer regeltheoretisch zu interpretierenden Konstanthaltung von Zustandsgrößen und einer spontanen zentralnervösen Aktivität.

Über das spezielle Gebiet der Kreislaufregulation hinaus entsteht aus der Gegenüberstellung von rhythmischer Spontanaktivität und automatischer Regelung ein allgemeines biologisches und medizinisches Problem.

Von diesem allgemeinen Aspekt her schien es sinnvoll, die Verbindung zu einem sehr viel weiter gefaßten Begriff der nervösen Regulation im Bereiche biologischer und besonders menschlicher Leistung zu suchen. VIKTOR V. WEIZSÄCKER und seine Schüler haben durch ihre Gedanken und Forschungen neue Zugänge zur Erkenntnis der Ordnungsformen im Befinden und Verhalten des Menschen eröffnet. Wir haben daher die Vertreter dieser Schule gebeten, eine Darstellung ihrer Denk- und Begriffswelt den physiologischen Vorstellungen der Regulation gegenüberzustellen. Dabei ergaben sich im Gespräch überraschend viele Berührungspunkte zwischen den Ansätzen einer modernen kybernetischen Interpretation biologischer Regulationen und der im Begriff des „Gestaltkreises" zusammengefaßten Betrachtungsweise biologischer Leistungen. Gleichzeitig wurde aber auch die Verschiedenartigkeit menschlicher Handlungen von der Arbeit selbst vollkommener Maschinen deutlich. Es zeigten sich die Gefahren der Anwendung zu einfacher technischer Modelle schon im Bereich der vegetativen Regulation.

Eine ebenfalls aus dem Gedankengut der v. Weizsäckerschen Schule abgeleitete Erweiterung der Thematik bildete schließlich das mit dem Verfahren einer phänomenologisch orientierten Wahrnehmung gewonnene Bild der Entsprechungen von gestörten Regulationen im Bereich des „Subjektiven". Hier ergaben sich wiederum Verbindungen zur Verhaltensforschung mit ihrer Anwendung kybernetischer Modelle. Auch die Frage, wieweit die menschliche Verhaltensweise, bei der uns allein die subjektive Seite zugänglich ist, Besonderheiten gegenüber den im Tierexperiment der Physiologen und Ethologen objektiv faßbaren Leistungen aufweist, wurde diskutiert.

Es wurden bei dem „Gespräch" dagegen nicht, wie in den früheren, die morphologischen Grundlagen der behandelten Funktionen erörtert. Die rhythmologische und die kybernetische Betrachtungsweise ist ebenso wie die des „Gestaltkreises" zunächst rein funktioneller Art. Insoweit war es vom Thema her bestimmt, daß die Morphologie fehlte. Freilich hätte der Gegenstand durch ihre Beiträge oder solche der klassischen Neurophysiologie, der Neurologie und der Psychiatrie noch wesentlich ergänzt werden können. Eine derartige Ausweitung würde jedoch den Rahmen eines fruchtbaren Gespräches im kleinen Kreise gesprengt haben.

Auch waren wir uns von vornherein dessen bewußt, daß keines der angeschnittenen Probleme in der zur Verfügung stehenden Zeit erschöpfend behandelt oder einer Lösung zugeführt werden konnte. Daher mußte vieles im Ansatz belassen werden. Unsere eigentliche Absicht aber bestand eben in dieser Gegenüberstellung der Ansätze, da wir meinen, daß ein Gespräch bereits im Beginn von Wert ist, ehe eine isolierte Entwicklung innerhalb der verschiedenen Schulen die Verständigung noch mehr erschwert. Die lebhafte Diskussion, gerade auch zwischen den jüngeren und älteren Teilnehmern, scheint uns das Wagnis einer Konfrontation zunächst so heterogen erscheinender, aber im Grunde doch komplementärer Ansatzpunkte gerechtfertigt zu haben. Sie zeigte, wie groß das Bedürfnis nach gegenseitigem Austausch ist, andererseits auch, welche ernste Bemühungen notwendig sind, um keine Verstreuung der Probleme nach Standpunkt und Methode der Forscher eintreten zu lassen.

Die Häufigkeit vegetativer und psychovegetativer Beschwerden und Symptome macht eine Beschäftigung mit denjenigen Problemen der zentralnervösen Regulation, die in den hier veröffentlichten Referaten erörtert werden, auch für den internistisch, neurologisch oder psychotherapeutisch tätigen Kliniker und Arzt dringlich. Wenn es gelungen sein sollte, einen kleinen Beitrag zur Verständigung zwischen theoretischer und klinischer Medizin auf diesem Gebiete zu leisten, so hat auch das „V. Bad Oeynhausener Gespräch" mit seiner allgemeiner gefaßten Thematik jenem Grundgedanken gedient, unter dem diese Symposien seinerzeit ins Leben gerufen wurden.

Um der Diskussion einen ganz ungezwungenen Gang zu lassen, haben wir, wie in den bisherigen Publikationen, von einer Protokollierung und Mitteilung ihres Verlaufes abgesehen.

DELIUS · KOEPCHEN · WITZLEB

Inhaltsverzeichnis

Anschriftenverzeichnis

Prof. Dr. J. Aschoff — Seewiesen und Erling-Andechs/Obb., Max-Planck-Institut für Verhaltensphysiologie

Prof. Dr. A. Prinz Auersperg — Chile, Concepción, Psychiatrische Klinik

Dr. H. F. Brune — Freiburg, Neurologische und Psychiatrische Universitätsklinik

Prof. Dr. P. Christian — Heidelberg, Institut für Allgemeine klinische Medizin der Universität

Prof. Dr. A. Derwort — Freiburg, Neurologische und Psychiatrische Universitätsklinik

Dr. H. A. Dittmar — Heidelberg, I. Medizinische Universitätsklinik

Priv.-Doz. Dr. K. Golenhofen — Marburg, Physiologisches Institut der Universität

Priv.-Doz. Dr. G. Hildebrandt — Marburg, Physiologisches Institut der Universität

Priv.-Doz. Dr. H. P. Koepchen — Göttingen, Physiologisches Institut der Universität

Prof. Dr. K. Mechelke — Heidelberg, I. Medizinische Universitätsklinik

Dr. E. Nusser — Heidelberg, I. Medizinische Universitätsklinik

Prof. Dr. H. Plügge — Heidelberg, Medizinische Universitätspoliklinik

Dr. R. Wever — Seewiesen und Erling-Andechs/Obb., Max-Planck-Institut für Verhaltensphysiologie

Aus dem Max-Planck-Institut für Verhaltensphysiologie,
Seewiesen und Erling-Andechs/Obb.

Biologische Rhythmen und Regelung

Von

J. Aschoff und R. Wever

Mit 3 Abbildungen

Vorbemerkung

Der hier folgende von den Veranstaltern der Oeynhausener Gespräche freundlichst herausgeforderte Beitrag enthält den (vermutlich voreiligen) Versuch, biologische Rhythmen und Regelungsvorgänge von einheitlichem Gesichtspunkt aus zu betrachten. Er stützt sich zwar zu einem Teil auf anerkannte Gesetzmäßigkeiten; einige der vorgetragenen Überlegungen haben jedoch den Grad begründeter Hypothesen eben erst erreicht. Das gilt teilweise auch für jene Abschnitte, in denen die Eigenschaften verschiedener Schwingertypen, ihre Veränderlichkeit und ihr Verhalten in der Wechselwirkung mit anderen Schwingern behandelt werden. Immerhin sind viele der geschilderten Zusammenhänge im biologischen Experiment, im Modellversuch oder auf Grund mathematischer Ableitung so weit gesichert, daß eine Reihe allgemeiner Aussagen möglich scheinen. Mit Rücksicht auf dieses hier vorausgeschickte, einschränkende Eingeständnis mag es sich erübrigen, im Text jeweils ausdrücklich zwischen dem Bereich des Gesicherten und dem des nur Hypothetischen zu unterscheiden.

A. Einleitung

Zu den Kennzeichen lebender Systeme gehört die Eigenschaft, das innere Milieu (z. B. die Kerntemperatur bei homoiothermen Organismen) oder die Beziehung zu Umweltgrößen (z. B. die Gleichgewichtslage) bei Störungen durch Wechsel der Umweltbedingungen oder infolge eigener Tätigkeit konstant zu halten. Es ist üblich geworden, dieses Konstant-Halten physikalischer Meßgrößen in der Biologie mit Begriffen der Regeltechnik zu beschreiben (Wagner 1954). In vielen Fällen lassen sich die theoretisch zu fordernden Glieder eines Regelkreises auf biologische Substrate zurückführen. Als Beispiel seien die Pressorecoptoren als Fühler und die Gefäßmuskulatur als Stellglied eines möglichen Blutdruck-Regelkreises genannt; für die Regelung der Gleichgewichtslage übernehmen Statolithen und Skeletmuskulatur, für die Regelung der Leuchtdichte im Auge Retina und Pupille diese Aufgaben (vgl. Mittelstaedt 1956, 1961).

In all diesen Funktionskreisen ist die im langfristigen zeitlichen Mittel wahrnehmbare Konstanz der jeweils betrachteten Größe der Anlaß zur regeltheoretischen Analyse. Genauere Beobachtung zeigt jedoch, daß sich die Augenblickswerte nahezu aller dieser geregelten Größen fortlaufend ändern. Und diese Änderungen verlaufen in einer großen Zahl von Fällen so regelmäßig, daß sie ohne

Zwang als periodische Vorgänge beschrieben werden können. So ändert zum Beispiel der Blutdruck seinen Augenblickswert im Zuge der Blutdruck-Wellen verschiedener Ordnung mit mehreren, deutlich voneinander verschiedenen Frequenzen, deren Perioden die Größenordnung von Sekunden bis Minuten haben. Die Körpertemperatur schwankt dagegen mit einer Periodendauer von 24 Std. In der Ausdrucksweise der Regeltechnik werden diese periodischen Vorgänge teilweise als Schwingungen des Istwertes um einen konstanten Sollwert gedeutet (z. B. bei Blutdruck-Regelung, Wagner 1954), teilweise als periodische Sollwert-Verstellungen (z. B. der Temperatur-Regelung, Hensel 1956, Aschoff 1955a). Mit dieser zweiten Beschreibung ist das Problem allerdings nicht gelöst, sondern nur

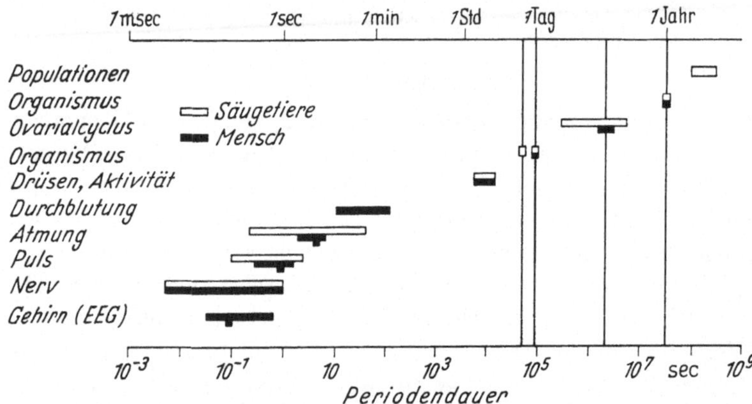

Abb. 1. Spektrum der biologischen Schwingungen bei Säugetier und Mensch (kleine schwarze Klötze: jeweilige mittlere Frequenz beim Menschen in Ruhe). Die vier hervorgehobenen „Spektrallinien" entsprechen Periodizitäten der Umwelt (Gezeiten-, Tages-, Lunar- und Jahres-Periodik). (Aus Aschoff 1959, modifiziert nach Hildebrandt 1958).

verschoben: Wenn sich der Sollwert der Temperatur periodisch ändert, so muß ein vorgeschalteter Regelkreis dafür sorgen, daß der zeitliche Mittelwert dieses Sollwertes konstant bleibt. Regel-theoretisch bedeutet das, daß der Sollwert der Temperatur als Istwert mit einer Periodendauer von 24 Std um einen konstanten Wert schwingt. Vielfach wird in einem Organismus also nicht der Augenblickswert einer geregelten Größe konstant gehalten, sondern nur ein über die Zeit gemittelter Wert (schwingungstheoretisch: der Gleichwert) dieser Größe. Vom Standpunkt der Regeltechnik aus scheinen daher solche biologischen Regel-Systeme schlechte Lösungen der Regel-Aufgaben zu sein.

Offenbar stehen sich zwei mehr oder weniger gleichberechtigte Betrachtungsweisen gegenüber: Beim Blick auf den über die Zeit gemittelten Wert einer biologischen Größe läßt die beobachtete Konstanz an Regelung denken; beim Blick auf den Augenblickswert derselben Größe können deren periodische Änderungen im Vordergrund stehen und schwingungstheoretische Überlegungen nahelegen. Dabei ist zu berücksichtigen, daß der Begriff der Schwingung einen einigermaßen konstant bleibenden Gleichwert voraussetzt. Konstanter zeitlicher Mittelwert ist also sowohl das Kennzeichen schwingender wie geregelter Systeme.

Die an Organismen und Populationen feststellbaren biologischen Schwingungen bilden ein Spektrum mit einer kürzesten Periodendauer von Bruchteilen einer Sekunde und einer längsten von vielen Jahren (Abb. 1) (Hildebrandt 1958,

1961; Aschoff 1959). Nach der Art ihrer Erzeugung sind drei Klassen von Schwingungen zu unterscheiden: 1. rein endogene, selbsterregte Schwingungen; 2. von außen wiederholt angestoßene Schwingungen, die nach jedem Anstoß gedämpft abklingen; 3. exogene, von äußeren Schwingungen fortlaufend angestoßene (fremderregte) Schwingungen. Dabei sind „endogen" und „exogen" immer in bezug auf das jeweils betrachtete biologische System zu verstehen; am langwelligen Ende des Spektrums beziehen sich diese Ausdrücke daher auf ganze Populationen (vgl. Aschoff 1961). Im gesamten Spektrum sind vier „Spektrallinien" dadurch ausgezeichnet, daß sie gleichen Frequenzen der Umwelt entsprechen (Gezeiten-, Tages-, Lunar- und Jahresperiodik). Bei diesen vier Periodizitäten bedarf es besonderer Prüfung, ob sie endogen oder exogen sind. Für alle anderen kontinuierlichen Periodizitäten gibt es in der Umwelt keine dauernd wirksamen, gleichfrequenten Korrelate, so daß die Möglichkeit der Fremderregung ausscheidet; es kann sich um echte selbsterregte Schwingungen handeln oder aber um eine Aneinanderreihung gedämpfter Schwingungen.

Im hochfrequenten Teil des Spektrums herrscht die Beschreibung als schwingendes System vor. Zumindest ist es nicht üblich, rhythmische Aktionspotentiale eines nervösen Elementes als Regelschwankungen um einen konstanten Mittelwert zu beschreiben; und der Wechsel zwischen Ein- und Ausatmen wird eher auf periodische zentralnervöse Impulse (einen endogenen Schwinger) zurückgeführt als auf einen Regelkreis mit bestimmter Atem-Mittellage als Sollwert. Trotzdem bleibt das Einhalten eines konstanten Mittelwertes auch beim Schwinger ein Problem, das meist nicht genügend berücksichtigt wird und das bestimmte „nicht-lineare" Schwingereigenschaften zur Voraussetzung hat (s. unten).

Im niederfrequenten Teil des Spektrums stehen häufig beide Betrachtungsweisen nebeneinander. Je nach seinem Standort ist für den einen Beobachter das Konstanthalten des Mittelwertes wesentlicher als das periodische Pendeln der Augenblickswerte um dieses Mittel, für den anderen Beobachter die Periodik der betrachteten Größe wichtiger als das Konstanthalten ihres zeitlichen Mittels. Ein Musterbeispiel hierfür sind die tagesperiodischen Vorgänge. Der Gedanke liegt nahe, daß es sich um zwei Aspekte eines einheitlichen Systems handelt. Diese Annahme wird durch zwei Überlegungen gestützt: 1. Offenbar sind bestimmte Regler-Typen nur dann arbeitsfähig, wenn der Istwert periodisch um den Sollwert pendelt; 2. bestimmte Oscillator-Typen schwingen nur dann selbsterregt (d. h. fortlaufend bei nichtperiodischem Energieangebot), wenn der zeitliche Mittelwert der schwingenden Größe in der Nähe eines von den Systemeigenschaften bestimmten Optimalwertes liegt. Gesetzmäßigkeiten der genannten Regler- und Oscillator-Typen sollen untersucht werden.

Ein abschließendes Kapitel enthält Betrachtungen über die Teleonomie (Pittendrigh 1958, Mayr 1961) biologischer Rhythmen, d. h. über ihre Zweckentsprechung und Bedeutung in biologischen Systemen. Der biologische Sinn des Konstanthaltens einer Größe ist meist leicht einzusehen und vielfach dargestellt worden. Weit weniger offensichtlich ist der biologische Sinn vieler Rhythmen. Der Versuch scheint lohnend, einmal eine Reihe der Gründe aufzuzählen, aus denen heraus Rhythmen für die biologische Funktion von entscheidender Bedeutung sein können. Dabei wird sich zeigen, daß die Teleonomie oscillierender Systeme gleichberechtigt neben die der geregelten Systeme tritt.

B. Regler

Im folgenden werden einige Regler-Typen aufgezählt, bei denen der Istwert der geregelten Größe zwangsläufig oscilliert.

1. Stetiger Regler mit unterkritischer Dämpfung

Bei einem solchen Regler führt der Istwert auf eine einmalige Störung hin gedämpfte Schwingungen um den Sollwert aus; fortlaufende Schwingungen treten in diesem Falle noch nicht auf. Erst dann, wenn der Kreis immer wieder erneut angestoßen wird, dauern die Schwingungen an. Innerhalb eines Organismus kann das bedeuten, daß ein peripherer Regelkreis von einer Vielzahl zentraler Rhythmen getroffen wird, die Frequenzen in der Nähe seiner Eigenfrequenzen enthalten.

2. Stetiger Regler mit negativer Dämpfung

Ein solcher dynamisch instabiler Regel-Kreis führt auf eine infinitesimal kleine Störung hin Schwingungen mit wachsender Amplitude aus; er entspricht einem selbsterregten Oscillator. Er ist nur dann existenzfähig, wenn seine Amplitude durch „Nicht-Linearitäten" auf einen endlichen Wert begrenzt wird. Ist die Dämpfung nicht stetig über eine Schwingungs-Periode verteilt, sondern unstetig, so ist der Kreis nicht mehr „selbstentfachend": Nicht mehr bereits auf eine infinitesimale Störung hin, sondern nur dann, wenn die Größe der Störung einen bestimmten Wert überschreitet, schaukelt sich die Schwingung bis zu der durch die „Nicht-Linearität" gegebenen Amplitude auf; bei Störungen unterhalb dieser kritischen Größe verhält sich der Kreis wie der unter 1. genannte. Die allgemeinen Eigenschaften eines dynamisch instabilen Regel-Kreises, insbesondere als Funktion der notwendigen „Nicht-Linearitäten", sollen unter C beschrieben werden.

3. Unstetiger Regler

Der einfachste Fall des unstetigen Reglers ist der Zweipunkt-Regler, bei dem das Stellglied nur zwei verschiedene Werte annehmen kann. Dieser Regler ist z. B. im einfachen technischen Thermostaten verwirklicht, der über ein Kontakt-Thermometer eine Heizung gegebener Größe ein- und ausschaltet; die tatsächliche Temperatur innerhalb eines solchen Thermostaten kann nur entweder (bei eingeschalteter Heizung) ansteigen oder (bei abgeschalteter Heizung) abfallen, jedoch niemals konstant bleiben. Beim Zweipunkt-Regler pendelt der Istwert also zwangsläufig um den Sollwert, und die Schwingung ist eine unvermeidliche Nebenerscheinung der Regel-Funktion. Im Gegensatz dazu hat der Dreipunkt-Regler eine indifferente Zone endlicher Größe. Innerhalb dieser Zone kann die Regelgröße — wenn Störungen fehlen — ohne Oscillation verharren; erst dann, wenn die Regelgröße von äußeren Störungen über die Grenzen dieser Zone hinaus verändert wird, beginnt sie zu oscillieren.

4. Optimum-Regler

Bei diesem Regler ist das Ziel nicht ein bestimmter Sollwert der zu regelnden Größe, sondern ein — in seiner absoluten Größe unbestimmter — Maximal- oder Minimalwert dieser Größe. Die eigentliche Regelgröße ist daher nicht die auf ein

Optimum einzustellende Größe, sondern deren Differential-Quotient nach der Stellgröße; das Regelziel lautet dann, diesen Differential-Quotienten zu Null zu machen. Zur Erfüllung des Regelzieles muß das Stellglied so lange verändert werden, bis die zu optimierende Größe bei Änderungen der Stellgröße konstant bleibt. Praktisch ist das stets so verwirklicht, daß die Stellgröße mit konstanter Frequenz und Amplitude periodisch verändert und dann der zeitliche Mittelwert der Stellgröße solange verschoben wird, bis das Regelziel erfüllt ist. Da in diesem Falle die zeitliche Ableitung der Stellgröße einen konstanten Wert hat, genügt es dann, anstelle des Differential-Quotienten der zu optimierenden Größe nach der Stellgröße deren einfacher zu bestimmenden zeitlichen Differential-Quotienten zu messen (Kettenregel der Differentialrechnung). Ein technisches Beispiel für Optimalwert-Regelung ist die Regelung eines Motors über die Drehzahl auf maximale Leistung; sowohl bei Über- als auch bei Unterschreiten einer bestimmten Drehzahl, die wiederum von den sonstigen Bedingungen abhängt, sinkt die Motorleistung ab. Zur Lösung dieser Regel-Aufgabe muß die Drehzahl periodisch um einen gewissen Betrag, der von der Empfindlichkeit des Systems abhängt, moduliert und dann das Drehzahl-Niveau solange verschoben werden, bis die Leistung bei dieser Modulation konstant bleibt. Ein Optimum-Regler ist also nur arbeitsfähig, wenn das Stellglied — und damit meist auch die Regelgröße — um ein mittleres Niveau pendelt. Im Organismus könnten solche Regler-Typen überall dort von Bedeutung sein, wo sowohl ein „zuviel" wie ein „zuwenig" der betreffenden Größe (etwa des pH-Wertes) zu Störungen in abhängigen Funktionen führt, deren Optimum-Bedarf wiederum von anderen variablen Faktoren bestimmt wird.

5. Regler mit adaptierendem bzw. ermüdendem Sollwert

In technischen Regelsystemen wird vorausgesetzt, daß der Sollwert konstant bleibt, solange man ihn nicht von außen verstellt; insbesondere darf der Istwert den Sollwert nicht beeinflussen. Nun sind aber durchaus Systeme denkbar, in denen die zu Regelmaßnahmen führende Differenz zwischen Ist- und Sollwert nicht nur auf den Istwert, sondern zugleich (wenn auch in weit geringerem Maße) auf den Sollwert wirkt. Anders ausgedrückt: Es könnte Systeme geben, in denen der Istwert den Sollwert verändert. Als Beispiel sei wieder der einfache technische Thermostat herangezogen: Wenn in einem Flüssigkeits-Thermometer der in die Thermometer-Flüssigkeit eintauchende Draht, der den elektrischen Kontakt herstellt, von dieser Flüssigkeit langsam korrodiert oder aufgelöst würde, so müßte der Regler zwangsläufig statisch instabil werden; die tatsächliche Temperatur würde zunehmend nach oben oder unten vom ursprünglich eingestellten Sollwert abweichen. Ähnlich bleiben Regler, bei denen die Regelgröße elektrisch mit Hilfe von Galvanometern gemessen wird, nur solange statisch stabil, als die Aufhängung des Meß-Systems voll elastisch bleibt und nicht zu fließen beginnt.

Die eben genannten Beispiele zeigen, daß in strengem Sinne infolge unvermeidlicher Material-Ermüdung in jedem Regler der Ist- den Sollwert beeinflußt, wenn auch mit vernachlässigbar kleiner Geschwindigkeit, die die Regler-Güte nicht beeinträchtigt. In biologischen Systemen ist bisher über die Art, wie ein Sollwert festgelegt ist, nichts bekannt; man weiß jedoch, daß nahezu alle biologischen Größen mit einer gegenüber technischen Systemen erheblichen Geschwindigkeit ermüden bzw. adaptieren. Es läßt sich daher keineswegs ausschließen, daß in biologischen Systemen der Sollwert einer zu regelnden Größe langsam vom Ist-wert beeinflußt wird, wenn Soll- und Istwert für längere Zeit voneinander ab-weichen. Ein solches Regel-System ist, wie oben gezeigt, im Normalfall statisch instabil und damit zur Lösung der Regel-Aufgaben ungeeignet. Wenn zwei Be-dingungen erfüllt sind, kann ein solches System allerdings trotz adaptierenden Sollwertes statisch stabil sein: Die erste dieser Bedingungen lautet, daß der Ist-wert um den Sollwert pendeln muß; damit wird verhindert, daß die Adaption eine stets nur einsinnige Auswanderung des Sollwertes bewirkt. Die zweite Be-dingung lautet, daß die Rückstellkraft, die die Frequenz der Istwert-Oscillation bestimmt, nicht-linear ist, und zwar in der Weise, daß diese Rückstellkraft mit wachsender Amplitude größer wird. Jede Störung ändert die Amplitude der Istwert-Schwingung. Mit linearer Rückstellkraft würde deshalb der Sollwert im zeitlichen Mittel stärker in diejenige Richtung auswandern, die durch die Störung gegeben ist; bei nicht-linearer Rückstellkraft wird jedoch der Einfluß unterschiedlich großer Amplituden durch die entgegengesetzten Unterschiede der Periodendauern kompensiert, so daß der Sollwert abwechselnd in gleichem Aus-maß in beide Richtungen auswandert und damit im zeitlichen Mittel unverändert bleibt. Zu jeder Adaptions-Geschwindigkeit des Sollwertes gehört daher eine be-stimmte Mindestgröße dieser Nicht-Linearität, die zur Erhaltung der statischen Stabilität nicht unterschritten werden darf. Nähere Einzelheiten dieses Systems, das nur mit Einschränkungen als Regler zu bezeichnen ist, sollen an anderer Stelle besprochen werden; hier ist lediglich von Bedeutung, daß ein solches System nur dann funktionsfähig ist, wenn der Istwert um den Sollwert oscilliert.

C. Oscillatoren

Jeder reale Oscillator muß beim Schwingen Dämpfung überwinden, die ihm während jeder Periode einen Teil seiner Schwingungs-Energie entzieht; damit die Schwingung ungedämpft fortbestehen kann, muß dem Oscillator dieser Ener-gie-Anteil von außen wieder zugeführt werden. Jeder selbsterregte Oscillator tauscht also einen gewissen Teil seiner Energie fortlaufend mit der Umwelt aus. Ein großer Teil der Oscillator-Eigenschaften hängt davon ab, welcher Bruchteil der gesamten Schwingungs-Energie während einer Periode durch Dämpfung ver-lorengeht und dementsprechend von außen ersetzt werden muß. Von den zwei denkbaren Extremfällen wird der eine mit vernachlässigbar kleinem Energie-Austausch als entdämpfte Eigenschwingung (Spezialfall: Pendelschwingung) be-zeichnet, der andere, bei dem während jeder Periode nahezu die gesamte Schwin-gungs-Energie mit der Umwelt ausgetauscht wird, als Relaxationsschwingung (Spezialfall: Kippschwingung). In der Reihe zwischen Pendel- und Kippschwin-gung ist jedes beliebige Zwischenglied möglich; die beiden reinen Grenzfälle — überhaupt kein Energie-Austausch mit der Umwelt oder völliger Austausch der gesamten Schwingungs-Energie — sind dagegen nicht zu verwirklichen. In mathe-matischer Darstellung ist in der Differential-Gleichung für eine selbsterregte Schwingung ein Koeffizient enthalten, der die Stellung der Schwingung in der Reihe Pendel-Kippschwingung angibt; ist dieser Koeffizient klein gegen Eins, so handelt es sich um eine Pendelschwingung, ist er groß gegen Eins, um eine Kippschwingung. In bildlicher Darstellung lassen sich die beiden Schwinger-

Typen durch die Zahl der notwendigen Energie-Reservoire veranschaulichen: Beim
Pendelschwinger pendelt die Schwingungs-Energie periodisch zwischen zwei verschiedenen Reservoiren (z. B. kinetische und potentielle Energie im mechanischen

Tabelle 1

Kriterium	Pendelschwinger	Kippschwinger
1. Energie-Verlust je Periode	klein	groß
2. Zahl der Energie-Speicher	2	≥ 1
3. Einschwing-Vorgänge	lang	kurz
4. Stabilität a) der Frequenz	groß	klein
b) der Amplitude	klein	groß
5. Gleichwert beeinflußt a) Frequenz	wenig	stark
b) Amplitude	stark	wenig
6. Mitnahmebereiche a) Größe	klein	groß
b) Zahl	1	mehrere
c) Amplitude im Mitnahmebereich	in der Mitte maximal	überall gleich

Schwinger oder elektrische und magnetische Feldenergie im elektrischen Schwinger); beim Kippschwinger ist nur ein Energie-Reservoir erforderlich, dessen
Energie-Inhalt während jeder Pe-
riode einmal mit der Umwelt ausgetauscht wird.

In Tab. 1 sind verschiedene
Kriterien zusammengestellt, nach
denen zwischen Pendel- und Kippschwingungen unterschieden werden kann. Die Punkte 1 und 2
beziehen sich auf die Definitionen
der beiden Typen. Punkt 3 betrifft
die Zeitdauer (bzw. die Zahl der
Perioden), die nach einer Störung
oder nach einer Änderung der Parameter bis zur Einstellung eines
neuen Gleichgewichts-Zustandes ver-
geht. Die Punkte 4 und 5 betreffen
das Verhalten einer von außen unbe-
einflußten Schwingung. Der Gleichwert (Punkt 5) ist das arithmetische
Mittel aller Augenblickswerte; er
kann für die verschiedenen Schwingungsparameter bedeutungsvoll sein.
In Abb. 2 ist schematisch der Verlauf einer Pendel- und einer Kippschwingung für jeweils sieben verschiedene Werte des Schwingungs-
Gleichwertes dargestellt. Punkt 6

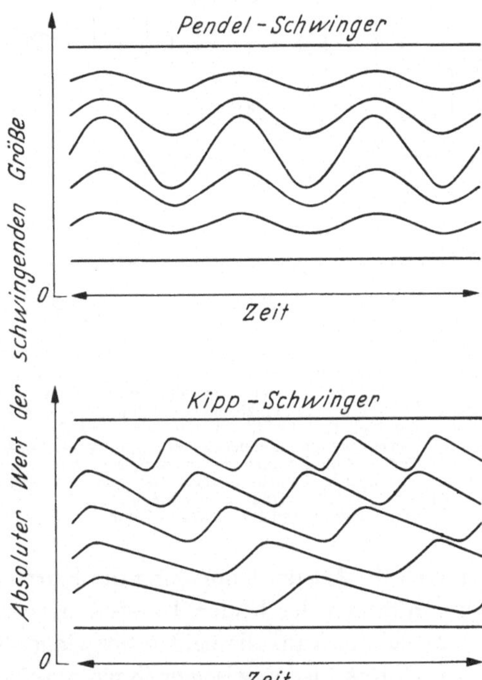

Abb. 2. Schematische Darstellung der von einem Pen-
del- und einem Kipp-Schwinger erzeugten selbsterregten
Schwingungen, berechnet jeweils für sieben verschiedene
Werte des Schwingungs-Gleichwertes (vgl. Tab. 1, Ziffer 5).
Die in den beiden Darstellungen unterschiedliche Kurvenform ist nicht notwendig charakteristisch für die
beiden Schwinger-Typen (s. Text)

der Tabelle betrifft schließlich das Verhalten der Schwingung unter dem Einfluß
einer zweiten dominierenden Schwingung. (Zu Punkt 6 und 5 vgl. auch die

nächsten beiden Abschnitte.) Jede selbsterregte Schwingung läßt sich in der Nähe ihrer Eigenfrequenz von einer äußeren Periodik innerhalb eines Mitnahmebereiches mitziehen, d. h. sie wird innerhalb dieses Bereiches von der äußeren Periodik synchronisiert. Dabei ist zwischen einem statischen Haltebereich und einem dynamischen Fangbereich zu unterscheiden: Innerhalb des Haltebereiches bleibt eine einmal eingefangene Schwingung synchronisiert; innerhalb des — meist kleineren — Fangbereiches wird eine vorher nicht synchronisierte Schwingung eingefangen. In Abb. 3 ist schematisch die Periodendauer der Oscillator-Schwingung als Funktion der Periodendauer der mitnehmenden Schwingung dargestellt; die Strichreihen über jedem Bild zeigen die Größe der Schwingungs-Amplitude bei den betreffenden Frequenzen. Im Gegensatz zu den in Tab. 1 genannten Kriterien ist die Kurvenform der erzeugten Schwingung kein Kriterium für die Art des Schwingers. Zwar liefert ein reiner Pendelschwinger im allgemeinen sinusförmige Schwingungen; für einen Kippschwinger sind dagegen — je nach Art seines Energie-Austausches mit der Umwelt — alle denkbaren Schwingungsformen möglich. Darüber hinaus ist in biologischen Messungen nicht zu entscheiden, ob die beobachtete rhythmische Funktion direkt die von einem selbsterregten Oscillator erzeugte Schwingung ist, oder ob sie indirekt an eine solche Schwingung angekoppelt ist, wobei auch die Art der Koppelung die Kurvenform bestimmt. Die unterschiedlichen Kurvenformen der beiden Darstellungen in Abb. 2 sind daher nicht notwendig charakteristisch für die beiden Schwinger-Typen; sie sollen lediglich auch in der Form Unterschiede zwischen ihnen anschaulich machen; für den Kippschwinger ist dabei ein Kurvenverlauf gewählt worden, der aus theoretischen Gründen für biologische Kippschwingungen wahrscheinlich ist (vgl. Wever 1962).

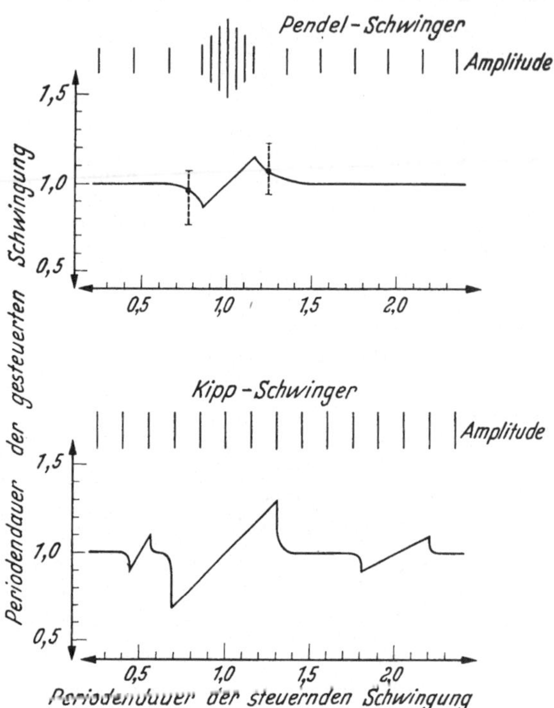

Abb. 3. Einfluß einer Steuer-Schwingung variabler Periodendauer (Abszisse) auf die Periodendauer einer Pendel- und einer Kipp-Schwingung (Ordinate). Strichreihe über jedem Bild: Die Amplituden der Pendel- und Kipp-Schwingung bei Erregung durch die dem Abszissenwert entsprechende Steuer-Schwingung (vgl. Tab. 1, Ziffer 6). In den an die Mitnahme-Bereiche anschließenden Bereichen der „relativen Koordination" (s. Text) ist die Frequenz nicht konstant, sondern in gewissen Grenzen (beim Pendelschwinger für zwei Fälle angegeben) variabel; die Kurvenzüge geben die über viele Perioden gemittelten Frequenzen wieder

bei auch die Art der Koppelung die Kurvenform bestimmt. Die unterschiedlichen Kurvenformen der beiden Darstellungen in Abb. 2 sind daher nicht notwendig charakteristisch für die beiden Schwinger-Typen; sie sollen lediglich auch in der Form Unterschiede zwischen ihnen anschaulich machen; für den Kippschwinger ist dabei ein Kurvenverlauf gewählt worden, der aus theoretischen Gründen für biologische Kippschwingungen wahrscheinlich ist (vgl. Wever 1962).

Das Verhalten zweier gekoppelter Schwinger innerhalb und außerhalb des Mitnahmebereiches (vgl. Abb. 3) verdient besondere Beachtung, zumal im Hinblick auf ihre gegenseitigen Phasenbeziehungen. Für biologische Systeme sind die Untersuchungen von v. Holst (1939) über absolute und relative Koordination zu erwähnen. Absolute Koordination herrscht nach der hier gewählten Bezeichnungsweise im Mitnahmebereich bei einem Frequenzverhältnis der beiden beteiligten Rhythmen von 1:1; für diesen Bereich gilt eine zeitlich konstante Phasenbeziehung zwischen beiden Schwingern (Rhythmen). Der dominierende Schwinger beeinflußt den abhängigen (mitgenommenen) stark, der abhängige den dominierenden (mitnehmenden) weniger oder gar nicht. Die Koppelung ist in diesem Fall nach v. HOLST mehr oder weniger unipolar. Im System „Zeitgeber — biologische Tagesperiodik" ist die Koppelung rein unipolar (Wirkung ausschließlich vom mitnehmenden Schwinger, dem Zeitgeber, auf den mitgenommenen Schwinger, die biologische Periodik.) Innerhalb des Mitnahmebereiches ist die Phasenwinkeldifferenz eine Funktion der Frequenz, genauer: eine Funktion des Verhältnisses der Frequenz des dominierenden Schwingers zu der vom mitgenommenen Schwinger angestrebten Eigenfrequenz. Außerhalb des Mitnahmebereiches herrscht relative Koordination; hier sind sämtliche Phasenwinkeldifferenzen zwischen beiden Schwingern möglich, jedoch zeigt sich der Einfluß des einen auf den anderen nach wie vor, und zwar a) im gehäuften Auftreten bestimmter Phasenwinkeldifferenzen und b) in dem je nach Phasenlage wechselnden Ausmaß der Beschleunigung oder Verlangsamung, die die abhängige Schwingung erfährt. Dieser unterschiedliche, nach Stärke und meist auch in bezug auf das Vorzeichen phasenabhängige Einfluß des dominierenden auf den abhängigen Schwinger ist die Voraussetzung für Phasensteuerung, wie sie bei absoluter Koordination besteht und bei relativer Koordination angestrebt, aber nicht erreicht wird (vgl. WEVER 1962). Anders ausgedrückt: Der abhängige Schwinger hat eine phasenabhängige wechselnde Empfindlichkeit gegenüber dem Einfluß des dominierenden Schwingers. Bei den von v. HOLST untersuchten Rhythmen läßt sich das aus den von ihm gemessenen Aktionszeiten und Aktionsgeschwindigkeiten der Flossenschläge ablesen: Minimale Empfindlichkeit (oder Einflußnahme) bei Koaktionslage oder der ihr entgegengesetzten Lage (Phasenwinkeldifferenz 0° oder 180°), maximale Empfindlichkeit bei Phasenwinkeldifferenzen von $\pm$ 90°. Für die Tagesperiodik sind derartige „Empfindlichkeits"-Kurven (besser: „Antwort"-Kurven) von RAWSON (1956), PITTENDRIGH (1960) und DE COURSEY (1961) nachgewiesen worden.

Vor allem der Punkt 5 der Tab. 1 verdient Beachtung; er betrifft die Abhängigkeit der beiden Schwingungs-Parameter Frequenz und Amplitude vom Gleichwert. Wie auch aus Abb. 2 ersichtlich, ist bei der Pendelschwingung die Frequenz gegen Änderungen des Gleichwertes unempfindlich, während sich die Amplitude gesetzmäßig mit ändert. Bei einer bestimmten Höhe des Gleichwertes ist sie maximal groß, bei Über- oder Unterschreiten dieses Wertes wird sie kleiner, bis schließlich außerhalb bestimmter Grenzen der Oscillator nicht mehr schwingen kann. Ein Kippschwinger schwingt ebenfalls nur im Bereich zwischen einem maximalen und minimalen Gleichwert selbsterregt, innerhalb dieser Grenzen ist jedoch (im Gegensatz zum Pendelschwinger) die Schwingungs-Amplitude konstant, die Frequenz eine Funktion des Gleichwertes. Die Abhängigkeit der beiden Schwingungsparameter Frequenz und Amplitude vom Gleichwert ist eine Folge der Nicht-Linearität, die bei jedem selbsterregten Oscillator die Amplitude begrenzen muß; diese Nicht-Linearität ist um so stärker ausgeprägt, je mehr die betreffende Schwingung die Kennzeichen einer Kippschwingung hat. Die

Abhängigkeit der Schwingungs-Frequenz vom Gleichwert richtet sich außerdem nach der Rückstellkraft, wenn diese nicht-linear ist. Da in Mathematik und Technik bisher überwiegend null-symmetrische Schwingungen betrachtet worden sind, ist diese Abhängigkeit der Schwingungs-Parameter vom Gleichwert kaum untersucht.

Die bisherigen Überlegungen gelten unabhängig davon, auf welche Weise die Energie mit der Umwelt ausgetauscht wird. Vom Mechanismus des Energie-Austausches hängen andere Oscillator-Eigenschaften ab, die unter anderem entscheiden, ob der Oscillator ohne äußeren Anstoß, d. h. auf eine infinitesimal kleine Störung hin, oder erst auf einen Anstoß endlicher Größe hin zu schwingen beginnt. Wenn der Energie-Austausch stetig über die ganze Schwingungs-Periode verteilt ist, beginnt der Oscillator auch ohne äußeren Anstoß hin zu schwingen; er ist dann selbstentfachend. Wenn die Energie dagegen impulsförmig, d. h. unstetig nur während eines bestimmten Phasenpunktes zugeführt wird, muß der äußere Anstoß einen kritischen Wert übersteigen, damit die Schwingung aufrechterhalten bleibt und nicht nach kurzer Zeit wieder zum Stillstand kommt (technisches Beispiel: Uhr-Pendel); der Oscillator ist dann nicht selbstentfachend. In allen Fällen, in denen die Schwingung aufrechterhalten bleibt, der Oscillator also die Schwelle der Selbsterregung überschritten hat, wird die Schwingungs-Amplitude durch notwendige Nicht-Linearitäten begrenzt; es gelten dann uneingeschränkt alle Punkte der Tab. 1. Lediglich bei dem in Abb. 2 gezeigten Verhalten eines Pendelschwingers ist eine Einschränkung zu machen. Die Schwingungs-Amplitude kann nur bei stetiger, nicht aber bei unstetiger Energie-Zufuhr bei Variation des mittleren Schwingungs-Niveaus alle Werte zwischen Null und dem Maximalwert annehmen; eine Änderung des Niveaus vom Optimalwert aus bewirkt zwar auch bei unstetiger Energie-Zufuhr, daß die Amplitude zunächst kleiner wird; bei Überschreiten bestimmter Niveau-Grenzen und damit bei Unterschreiten bestimmter minimaler Amplituden-Werte sinkt sie dann aber schlagartig auf Null ab. Ein solcher Oscillator ist also grundsätzlich nur dann funktionsfähig, wenn seine Amplitude einen bestimmten Minimalwert überschreitet.

Aus Tab. 1 läßt sich ablesen, wie sich die Schwingungs-Eigenschaften beim Übergang von der Pendel- zur Kippschwingung ändern. Der Vergleich mit biologischen Schwingungen zeigt, daß deren Eigenschaften sich in ähnlicher Weise entlang dem unter A genannten Spektrum ändern, und zwar beim Übergang vom nieder- zum hochfrequenten Ende: Die niederfrequenten biologischen Schwingungen sind ebenso wie Pendelschwingungen bezüglich ihrer Amplitude wesentlich plastischer als bezüglich ihrer Frequenz; durch äußere Kräfte lassen sie sich nur in geringem Ausmaß modifizieren. Im Gegensatz dazu bleibt bei den hochfrequenten Schwingungen die Amplitude ebenso wie bei der Kippschwingung auch bei Änderung aller übrigen Bedingungen weitgehend konstant, die Schwingungs-Frequenz hingegen ist in weiten Grenzen variabel bzw. mit einer anderen Frequenz synchronisierbar. Es bietet sich daher folgende Hypothese an: Je länger die Periodendauer einer biologischen Schwingung ist, desto mehr nimmt sie die Eigenschaften einer Pendelschwingung an; und je kürzer die Periodendauer, desto stärker treten die Charakteristica einer Kippschwingung hervor. Mathematisch würde das heißen, daß der Koeffizient, der in der Differential-Gleichung für die Schwingung die Einstufung in die Reihe Pendelschwingung-Kippschwingung angibt, mit der Eigenfrequenz der Schwingung anwächst. Ob diese Hypothese sich auf das ganze Spektrum biologischer Schwingungen anwenden läßt, oder ob sie jeweils nur innerhalb eines Systems bzw. in einem engeren Bereich vergleichbarer Schwingungen gilt, muß noch offen bleiben.

Die heute in ihrer Eigenschaft am besten bekannte biologische Schwingung ist die 24-Std-Periodik; diese Schwingung ist sowohl bezüglich der Dämpfung als auch bezüglich der Rückstellkraft nicht-linear (WEVER 1962). Die Nichtlinearität der Dämpfung hat eine solche Größe, daß die 24-Std-Periodik etwa in der Mitte zwischen Pendel- und Kippschwingung, jedoch etwas näher der Pendelschwingung steht. Die Rückstellkraft ist bei dieser Schwingung in der Weise nicht-linear, daß die Frequenz sowohl bei zunehmendem Gleichwert als auch bei zunehmender Amplitude anwächst; bei der einzigen biologischen Schwingung, bei der bisher quantitative Aussagen über die Nicht-Linearität möglich sind, ist damit auch die Bedingung erfüllt, die an einem Regler mit Sollwert-Adaptation (B 5) gestellt werden müßte.

D. Teleonomie

Fragen nach dem Sinn biologischer Rhythmen sind unter anderem deshalb nicht müßig, weil sie der Anlaß dazu sein können, gewisse Eigenschaften der Schwingungen zu untersuchen und die vermuteten Zusammenhänge experimentell zu prüfen. Im folgenden sind einige der Umstände aufgeführt, die rhythmische Abläufe im Organismus zweckdienlich erscheinen lassen. Die Liste ist sicher nicht vollständig.

1. Zeitliche Zuordnung zur Umweltperiodik

Alle Organismen stehen unter dem Einfluß periodischer Abläufe in ihrer Umwelt, insbesondere der Tages- und Jahresperiodik. Das bedeutet einen steten Wechsel günstiger und ungünstiger Lebensbedingungen, denen sich der Organismus mit vielen lebenswichtigen Funktionen zeitgerecht einzupassen hat. Dabei wäre es biologisch unzweckmäßig, würde z. B. der lichtaktive Vogel erst durch die hereinbrechende Dunkelheit, der Zugvogel durch den Beginn des Winters zu den dann notwendigen Maßnahmen veranlaßt. Einleitende Prozesse könnten zwar durch früher liegende Umweltereignisse in Gang gesetzt werden, jedoch dann nicht, wenn sie in eine Phase der Umweltperiodik fallen, die für den betreffenden Organismus keine zeitlichen Strukturen enthält (z. B. Winterschlaf). Richtige zeitliche Zuordnung ist in solchen Fällen nur möglich, wenn die biologischen Prozesse mit einer der Umwelt-Periodik entsprechenden autonomen Periodik ablaufen. Die kritischen Umwelt-Phasen brauchen dann nicht mehr selbst Einfluß zu nehmen; die Synchronisation wird vielmehr durch Zeitgeber gesichert, die zu ganz anderen Phasenpunkten eingreifen können. Die Entwicklung einer solchen mit der Umwelt frequenzgleichen Periodik bietet den Vorteil, daß sich der Organismus jeweils im voraus auf die Umweltbedingungen einstellt, die es auszunützen oder zu meistern gilt (ASCHOFF 1955b, 1958). Die biologische Tagesperiodik bereitet noch im Schlaf (z. B. durch den Anstieg der Körpertemperatur) die bei Beginn der Wachzeit notwendigen Leistungen vor; die Jahresperiodik des Winterschläfers läßt die Keimdrüsen lange vor dem Erwachen heranreifen. In beiden Fällen ist die Umwelt nicht mehr Ursache der Periodik, sondern sie steuert nur noch die Phase einer endogenen Schwingung.

2. Ökonomie

Ein Organismus hat nicht zu allen Zeiten gleich hohen Energiebedarf. Innerhalb eines Teilungszyklus etwa ist der Energiebedarf zu gewissen Zeiten maximal hoch, zu anderen Zeiten gering. Es wäre unökonomisch, den maximalen Bedarf ununterbrochen bereitzustellen; und das stoßförmige Angebot im Augenblick des

Bedarfes ist unsicherer als das vorsorgliche. Auch hier bietet sich periodischer Verbrauch mit entsprechend periodischem Nachschub an. Das Problem ist eng mit den unter 1. abgehandelten verwandt; immer handelt es sich um zeitgerechte Zuordnung von Prozessen (Periodik als Grundlage der Zeitmessung).

3. Frequenz-Hierarchie

Auch dann, wenn für eine bestimmte Periodik kein selbständiger Sinn erkennbar ist, kann sie als Zwischenglied in der Hierarchie biologischer Rhythmen (Aschoff 1957, Pittendrigh u. Bruce 1957) bedeutungsvoll sein. Das Spektrum biologischer Frequenzen erstreckt sich über etwa 10 Zehnerpotenzen; die in ihm enthaltenen Schwingungen stehen häufig in einem ganzzahligen Verhältnis zueinander und beeinflussen sich gegenseitig (Golenhofen u. Hildebrandt 1958; Koepchen und Thurau 1958). Diese Wechselwirkung ist um so stärker, je mehr sich das Frequenz-Verhältnis dem Wert 1 nähert. Je weiter die Frequenzen zweier Oscillatoren voneinander abweichen, desto unsicherer werden die Phasenbeziehungen zwischen ihnen. In diesem Fall ist es zweckmäßig, eine Schwingung mittlerer Frequenz zwischenzuschalten. Die Phase der zwischengeschalteten Schwingung kann dann von beiden Ausgangs-Schwingungen so beeinflußt werden, daß sich insgesamt eine feste Phasenbeziehung zwischen allen drei Schwingungen ergibt.

Noch aus einem anderen Grunde kann eine Schwingung lediglich die Bedeutung haben, auf eine Schwingung mit anderer Frequenz einzuwirken: Schwingungen mit unterschiedlichen Frequenzen sind meist in unterschiedlichem Ausmaß störanfällig und daher auch nicht in gleicher Weise frequenz-stabil; wenn eine Schwingung mit bestimmter Frequenz stabil gehalten werden soll, ist es daher häufig zweckmäßig, sie mit einer anderen (höher- oder niederfrequenteren) Schwingung in Wechselwirkung treten zu lassen, so daß sie mit Bruchteilen oder Vielfachen dieser „Stabilisator"-Schwingung synchronisiert ist. In der Technik sind meist die höherfrequenten Schwingungen stabiler als die niederfrequenten; wenn daher an niederfrequente Schwingungen hohe Ansprüche bezüglich der Frequenz-Konstanz gestellt werden, werden sie meist durch hochfrequente Schwingungen stabilisiert (z. B. bei Uhren). Ob diese „Frequenz-Stabilisierung" in der Biologie eine Rolle spielt, muß vorläufig noch offen bleiben; der Zusammenhang zwischen stabilisierender und stabilisierter Schwingung ist dabei möglicherweise umgekehrt wie in der Technik, da biologische Schwingungen (umgekehrt wie technische Schwingungen) offenbar um so stärker den Charakter einer — frequenz-stabilen — Pendelschwingung annehmen, je langsamer sie verlaufen (vgl. vorigen Abschnitt). Eine „Frequenz-Stabilisierung" ist dann besonders wirksam, wenn die stabilisierende Schwingung durch äußere Zeitgeber auf konstanter Frequenz gehalten wird.

4. Informations-Übertragung

Information, die durch den Betrag einer (konstant bleibenden) Größe gegeben ist, wird leicht verfälscht, da jede Störung die Größe ändert. Diese Überlegung gilt auch dann, wenn die Amplitude einer Schwingung als Informationsträger gewählt wird. Lediglich bei Verwendung der Frequenz ist die übertragene Information von Energieverlusten unabhängig, seien sie durch Störungen von außen oder durch die Fortleitung selbst verursacht. Dabei kann es zweckmäßig sein, das System schon vor Einsetzen der Information mit einer „Nullfrequenz" schwingen zu lassen. Sie hat folgende Vorteile (vgl. ASCHOFF 1959): a) Die Frequenz ist nach zwei Richtungen hin veränderlich; die Möglichkeiten zur Information sind gegenüber einem System, das von Null anfängt, erweitert; b) die Nullfrequenz kann in die Mitte des günstigen Arbeitsreiches (Kennlinie des Systems) gelegt werden; c) besteht die Information in der Änderung einer Frequenz um 1 Hz, so ist der Empfänger (ohne Berücksichtigung der Leitungsgeschwindigkeit) nach einer sec. unterrichtet, wenn das System von Null aus arbeitet, jedoch bereits nach $^1/_{100}$ sec, wenn eine Nullfrequenz von 100 Hz vorliegt; d) die bei einem von Null aus arbeitenden System mögliche Anfangsreibung entfällt (s. weiter unten).

5. Voraussetzung für die Funktionsfähigkeit bestimmter Regelkreise

Wie oben erörtert, gibt es oscillierende Regler, bei denen die Schwingung eine unvermeidliche Nebenerscheinung des Systems ist, die das Erreichen des eigentlichen Regelzieles beeinträchtigt. Ihnen sind andere Regler gegenübergestellt worden, bei denen ein Oscillator zugeschaltet werden muß, wenn sie funktionsfähig sein sollen. Es sind dies der Optimalwert-Regler und der Regler mit adaptierendem Sollwert (B 4 und B 5). Bei diesen Reglern ist das Regelziel nur zu erreichen, wenn eine oder mehrere Größen des Regelkreises oscillieren; die Schwingung ist in diesem Falle also nicht störende Nebenerscheinung, sondern Voraussetzung des Regelvorganges.

6. Erhaltung der Funktionsfähigkeit biologischer Systeme

Biologische Systeme haben die Eigenschaft, bei längerem Nicht-Gebrauch zu atrophieren (bzw. an den einmal eingestellten Zustand zu adaptieren); dadurch vermindert sich ihre Fähigkeit, ihren Aufgaben gerecht zu werden. Ein derartiges Atrophieren ist dadurch vermeidbar, daß die Systeme fortlaufend (d. h. periodisch) etwas beansprucht werden. Das gilt besonders auch für Reglerkreise. Das als Folge hiervon beobachtbare Oscillieren der Regelgröße hat in diesem Fall den Sinn, die Betriebseigenschaften des Systems zu erhalten.

7. Vermeidung von Anfangs-Reibung

Wenn ein reales System um einen bestimmten Betrag geändert werden soll, so muß Reibung überwunden werden. Diese ist im allgemeinen dann am größten, wenn das System aus dem Stillstand heraus geändert wird. Im mechanischen Beispiel bedeutet das, daß die Haftreibung größer ist als die Gleitreibung; um einer Masse eine bestimmte Beschleunigung zu erteilen, muß bei schon vorhandener Bewegung nur die Gleitreibung, bei der Beschleunigung aus dem Stillstand heraus zusätzlich die Haftreibung überwunden werden. Ähnliche Überlegungen mögen für biologische Systeme gelten, zumal dann, wenn zur Auslösung einer bestimmten Wirkung in ruhendem System Schwellenwerte zu überwinden sind (v. HOLST 1949). Fortdauerndes Oscillieren hätte in diesem Fall den Sinn, die Schwelle auszuschalten. Im Regelkreis würde das bedeuten, daß der Minimalwert der Störung, der zu einer Regelmaßnahme führt, kleiner wird.

E. Schluß

Die Betrachtung biologischer Regler einerseits und selbsterregter Oscillatoren andererseits läßt an eine Verwandtschaft der charakteristischen Eigenschaften beider Systeme denken: Bei biologischer Regelung bleibt im allgemeinen der zeitliche Mittelwert der Regelgröße konstant, während der Augenblickswert um das Mittel oscilliert; und bei gewissen Regler-Typen ist die fortdauernde Oscillation die notwendige Voraussetzung dafür, daß sie ihre Aufgabe — die Einhaltung eines konstanten Mittelwertes — erfüllen. Bei selbsterregten Oscillatoren hat sich andererseits der zeitliche Mittelwert der schwingenden Größe — der Gleichwert — als bedeutsam für die Gewährleistung der Oscillator-Funktion erwiesen: Nur dann, wenn der Gleichwert bestimmte, durch die Oscillator-Eigenschaften gegebene Grenzen nicht überschreitet, kann der Oscillator fortlaufend schwingen; und im speziellen Fall des Pendelschwingers hat der — durch die Amplitude der erzeugten Schwingung gegebene — Wirkungsgrad des Oscillators bei einer bestimmten Gleichwert-Größe ein Maximum. Bei selbsterregten Oscillatoren, und besonders bei Pendelschwingungen, ist also — umgekehrt wie bei Reglern — die Einhaltung eines konstanten Mittelwertes die notwendige Voraussetzung für ihre Funktionsfähigkeit, nämlich für die Erzeugung ungedämpfter Schwingungen.

Ein Blick auf das in A genannte Spektrum biologischer Schwingungen zeigt, daß dessen hochfrequentes Ende durch die Variabilität der Schwingungs-Frequenz gekennzeichnet ist. In schwingungstheoretischer Beschreibung sind diese Schwingungen dem Kipp-Typ zuzuordnen: Die von einem Kippschwinger erzeugten Schwingungen sind nur bezüglich ihrer Frequenz, nicht aber bezüglich ihrer Amplitude variabel (vgl. Tab. 1); besonders bei Änderungen ihres Gleichwertes verschiebt sich ihre Frequenz. Da die hochfrequenten biologischen Schwingungen häufig grade durch die Möglichkeit zur Frequenz-Variation ihren Zweck erfüllen, können Änderungen ihres Gleichwertes im Dienste ihrer biologischen Aufgabe stehen. Das stimmt nicht mit den Kennzeichen eines Reglers überein, da dieser die Aufgabe hat, den Gleichwert konstant zu halten. Die Schwingungen am niederfrequenten Ende des genannten Spektrums verhalten sich gerade umgekehrt: Nach Art einer Pendelschwingung sind sie bezüglich ihrer Frequenz stabil, dafür aber bezüglich ihrer Amplitude variabel. Wenn bei diesen Systemen die Oscillation ein Teil ihrer Aufgabe ist, dann sollten sie zu deren Erfüllung mit möglichst gutem Wirkungsgrad schwingen, d. h. bei gegebener Energie-Zufuhr mit möglichst großer Amplitude. Das ist bei Pendelschwingern nur dann möglich, wenn ihr Gleichwert konstant auf einem von den System-Daten gegebenen Wert gehalten wird. Dieses Konstanthalten des Mittelwertes ist aber gerade das Kennzeichen eines Regelkreises; bei den niederfrequenten biologischen Schwingungen, die den Pendel-Typ vertreten, ist also im Gegensatz zu den hochfrequenten Schwingungen der Regelungs-Aspekt ausgeprägt. Diese Verwandtschaft zwischen Pendelschwinger und Regler folgt auch aus energetischen Überlegungen: Im idealen Regelkreis wird Information, nicht aber Energie ausgetauscht; ein System mit oscillierender Regelgröße entspricht demnach nur dann den Vorstellungen, die mit einem Regler verbunden sind, wenn für den Vorgang des Oscillierens keine Energie verbraucht wird. Und derjenige Schwinger-Typ, bei dem zur Aufrechterhaltung der Schwingung möglichst wenig Energie mit der Umwelt ausgetauscht werden muß, ist der Pendelschwinger.

Literatur

Aschoff, J.: Der Tagesgang der Körpertemperatur beim Menschen. Klin. Wschr. **33**, 545 bis 551 (1955a).
— Jahresperiodik der Fortpflanzung bei Warmblütern. Studium gen. **8**, 742—776 (1955b).
— Aktivitätsmuster der Tagesperiodik. Naturwissenschaften **44**, 361—364 (1957).
— Tierische Periodik unter dem Einfluß von Zeitgebern. Z. Tierpsychol.. Berlin **15**, 1—30 (1958).
— Zeitliche Strukturen biologischer Vorgänge. Nova Acta Leopold. **21**, 147—177 (1959).
— Biologische Uhren. Proc. 3d int. Congr. Photobiol. (Copenhagen 1960), 50—62, Amsterdam 1961.
De Coursey, P. J.: Effect of Light on the Circadian Activity Rhythm of the Flying Squirrel Glaucomys volans. Z. vergl. Physiol. **44**, 331—354 (1961).
Golenhofen, Kl., u. G. Hildebrandt: Die Beziehung des Blutdruckrhythmus zur Atmung und peripherer Durchblutung. Pflügers Arch. ges. Physiol. **267**, 27—45 (1958).
Hensel, H.: Temperaturregelung des Organismus. In: Mittelstaedt 1956.
Hildebrandt, G.: Grundlagen einer angewandten medizinischen Rhythmusforschung. Heilkunst **71**, 117—136 (1958).
— Rhythmus und Regulation. Med. Welt (Stuttgart) **1961**, 73—81.
Holst, E. v.: Die relative Koordination als Phänomen und als Methode zentralnervöser Funktionsanalyse. Ergebn. Physiol. **42**, 228—306 (1939).
— Zur Funktion des Statolitenapparates im Wirbeltierlabyrinth. Naturwissenschaften **36**, 127—128 (1949).
Koepchen, H.-P.: Die Blutdruckrhythmik. Darmstadt 1962.
—, u. K. Thurau: Untersuchungen über Zusammenhänge zwischen Blutdruckwellen und Ateminnervation. Pflügers Arch. ges. Physiol. **267**, 10—26 (1958).
Mayr, E.: Cause and effect in biology. Science **134**, 1501—1506 (1961).
Mittelstaedt, H. (Herausg.): Regelungsvorgänge in der Biologie. München 1956.
— Regelungsvorgänge in lebenden Wesen. München 1961.
Pittendrigh, C. S.: Adaptation, natural selection and behavior. In: Roe, E., and G. G. Simpson: Behavior and evolution. Yale 1958.
— Circadian Rhythms and the Circadian Organisation of Living Systems. Cold Spr. Harb. Symp. quant. Biol. **25**, 159—182 (1960).
—, u. V. G. Bruce: An oscillator model for biological clocks. In: Rhythmic and synthetic processes in growth. 75—109. Princeton 1957.
Rawson, K. S.: Homing Behavior and Endogenous Activity Rhythms. Ph. D. Thesis, Harvard University 1956.
Wagner, R.: Probleme und Beispiele biologischer Regelung. Stuttgart 1954.
Wever, R.: Zum Mechanismus der biologischen 24 Std-Periodik. Kybernetik **1**, 139—154 (1962).

Aus dem Physiologischen Institut der Universität Marburg/L.

Zur Rhythmik der Blutgefäße

Von

K. GOLENHOFEN

Mit 4 Abbildungen

An den Blutgefäßen manifestiert sich eine Vielzahl von rhythmischen Erscheinungen, wobei die Gefäße ganz passiv beteiligt sein oder auch höchst aktiv mitwirken können.

Stellt man die Frage nach den gefäßeigenen Rhythmen, so kann eine experimentelle Lösung derart versucht werden, daß man das Gefäß aus dem Organismus herauslöst und beobachtet, was es nun, ganz auf sich selbst gestellt, noch für Lebenserscheinungen von sich gibt.

Man kann jedoch den Begriff der Gefäßrhythmik auch weiter fassen, indem man dem Gefäß alles zuordnet, an dem es aktiv beteiligt ist, unabhängig davon, ob es das aus sich selbst heraus oder unter steuernden Einflüssen vollbringt. In diesem Sinne bieten sich sowohl die Lebendbeobachtung der peripheren Strombahn wie auch die fortlaufende Verfolgung der Durchblutungsgröße unter Verzicht auf die Sichtbarkeit des morphologischen Substrates als experimentelle Zugänge an.

Beim Beschreiten des ersten experimentellen Weges stellten WACHHOLDER und MONNIER fest, daß zunächst eine lange Zeit nach Isolieren eines Gefäßes, über mehrere Stunden hin, jede Tätigkeit ausbleibt. Erst dann werden die Gefäße allmählich rhythmisch aktiv, es treten von Zeit zu Zeit Kontraktionen auf. Im ersten Stadium ist also das regeltheoretische Ideal der völligen Konstanz realisiert. Dies scheint jedoch nicht der dem Gefäß gemäße Zustand zu sein. Wie beim Herz, das sich, seiner normalen Erregungsbildungsstätten beraubt, allmählich auf einen Eigenrhythmus besinnt, so erwacht auch im isolierten Gefäß wieder eine Eigenrhythmik, die wir mit MONNIER als phylogenetisches Relikt auffassen können.

Bei direkter Beobachtung der Strombahn am weitgehend intakten Organismus findet sich hingegen eine außerordentlich rege rhythmische Tätigkeit, sowohl an den Capillar-Sphincteren wie auch an den Arteriolen und vor allem an den arteriovenösen Anastomosen, die in der Kaninchenohrkammer sehr gut sichtbar gemacht werden können. Diese langsame, von der Herzaktion unabhängige und häufig als Vasomotion bezeichnete rhythmische Tätigkeit ist meist als unkoordiniert beschrieben worden und wurde deshalb auch als peripher-autonom gedeutet, also als gefäßeigen im strengen Sinn. An der Kaninchenohrkammer wurde jedoch festgestellt, daß diese Rhythmen an neugebildeten Gefäßen erst dann auftreten, wenn der betreffende Abschnitt auch von Nerven versorgt ist. Das würde mehr dafür sprechen, daß eine unkoordinierte nervale Steuerung vorliegt. Insgesamt läßt sich aus den Lebendbeobachtungen heute noch kein klares Bild der Gefäßeigenrhythmik ableiten. Das mag auch daran liegen, daß Lebendbeobachtungen mit gezielt rhythmologischer Fragestellung noch kaum unternommen worden sind (Literatur und Diskussion der Lebendbeobachtungen bei ILLIG).

Ich möchte nun vom dritten experimentellen Weg her die Gefäßrhythmik näher erörtern, wobei ich mich vor allem auf eigene Erfahrungen am menschlichen Muskelkreislauf stützen will. (Beschreibung der Methodik bei GOLENHOFEN und HILDEBRANDT 1962.)

Bei Beobachtung der Muskeldurchblutung am wachen Menschen imponieren spontanrhythmische Durchblutungsschwankungen, die mit einer bevorzugten Periodendauer von etwa 1 min an den verschiedenen Partien der Extremitätenmuskulatur koordiniert und gegensinnig zur Hautdurchblutung ablaufen (Abbildung 1).

Diese Rhythmen erlöschen, wenn die Innervation des untersuchten

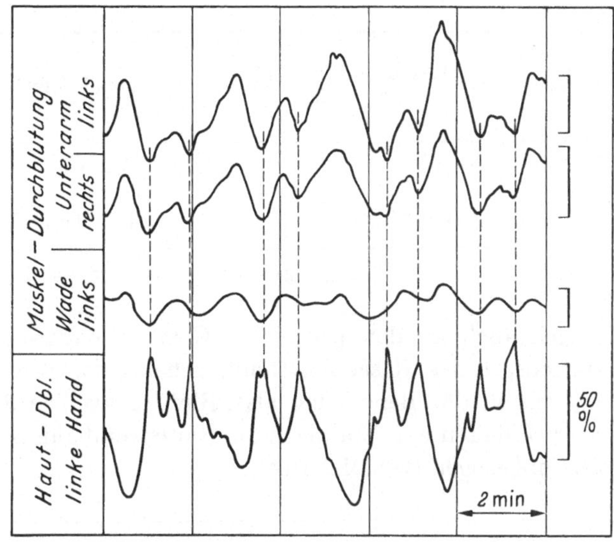

Abb. 1. Synchron-gleichsinniger Ablauf spontan-rhythmischer Muskeldurchblutungsschwankungen im rechten und linken Unterarm und in der linken Wade, begleitet von gegensinnigen Schwankungen der Hautdurchblutung an der linken Hand. Messung der Durchblutung nach dem Prinzip örtlicher Wärmeleitfähigkeitsmessung. Zur ungefähren Eichung ist das Maß für 50 % des mittleren Ausgangswertes angegeben. (Nach GOLENHOFEN 1962 a)

Muskelabschnittes durch Anaesthesie des versorgenden Nerven vorübergehend ausgeschaltet wird. Der „1 min-Rhythmus" ist somit auf aktive, einer nervalen Steuerung unterliegende Weitenänderungen der peripheren Strombahn zurückzuführen. Im Blutdruck sind Schwankungen dieser Periodendauer in der Regel nicht erkennbar. Die Pulsfrequenz kann ausgeprägte, mit der Muskeldurchblutung gleichsinnig verlaufende Schwankungen zeigen, kann aber in anderen Fällen auch ganz unbeteiligt bleiben (GOLENHOFEN und HILDEBRANDT 1957; HILDEBRANDT und GOLENHOFEN 1958).

Eine vergleichende Betrachtung der verschiedenen Kreislaufrhythmen vom Herzrhythmus bis zum 1 min-Rhythmus zeigt, daß sich mit zunehmender Periodendauer der Schwerpunkt der Manifestation vom zentralen Kreislauf (Herz, arterielles Hochdruck- und venöses Niederdrucksystem) immer mehr zur Peripherie hin (Endstrombahnen des großen Kreislaufes) verlagert (Abb. 2). Die pulsatorischen Schwankungen werden zur Peripherie hin mehr und mehr weggedämpft und treten schließlich im capillaren Durchfluß kaum noch in Erscheinung. Der 1 min-Rhythmus hingegen manifestiert sich vor allem in der Durch-

blutungsgröße der Peripherie und wirkt auf die zentralen Kreislaufgrößen kaum
zurück, da die gegensinnige Steuerung der verschiedenen Strombahnabschnitte
für eine weitgehende Kompensation sorgt (zur Beteiligung der intestinalen
Strombahn am 1 min-Rhythmus vgl. GRAF u. Mitarb.) Die atemsynchronen rhythmischen Erscheinungen im Kreislauf sowie der 10 sec-Rhythmus (Blutdruckwellen 3. Ordnung, THM-Wellen, vgl. GOLENHOFEN und HILDEBRANDT 1958)
liegen zwischen diesen beiden Extremen. Die durch die Atemmechanik bedingten
Begleiterscheinungen im Kreislauf wirken primär auf die zentralen Abschnitte.
Daneben besteht aber auch eine atemsynchrone Mitinnervation des Kreislaufes,

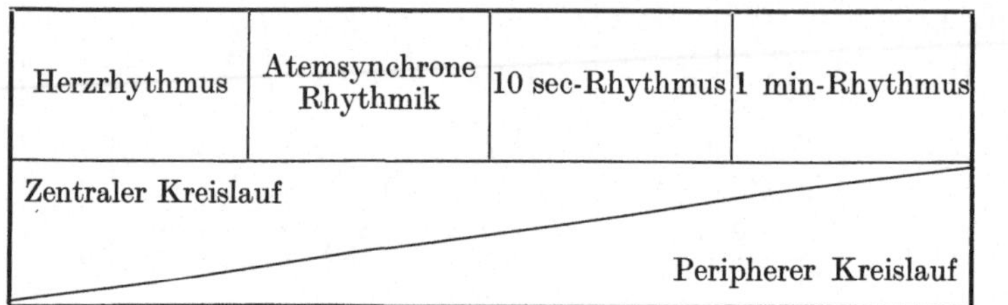

Abb. 2. Manifestationsorte der Kreislaufrhythmen

die sich auch an den peripheren Gefäßen nachweisen läßt. Der Hauptmani-
festationsort des 10 sec-Rhythmus scheint das arterielle Hochdrucksystem zu
sein, was in der Benennung als „Blutdruckwellen 3. Ordnung" seinen Nieder-
schlag gefunden hat. Vor allem die Hautstrombahn ist in diesen Rhythmus schon
stark einbezogen (vgl. MATTHES).

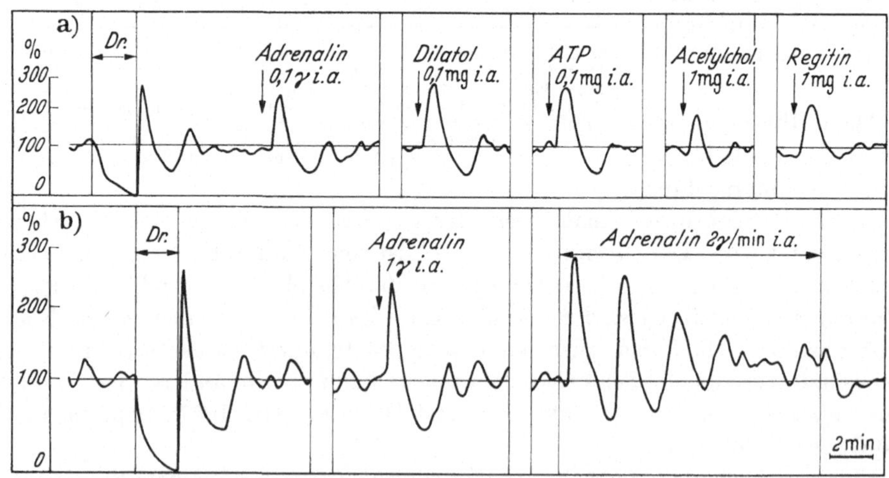

Abb. 3. Reaktiv-periodische Schwankungen der Muskeldurchblutung in der Wade nach verschiedenartigen plötz-
lichen Änderungen der Gefäßweite. Beispiele aus zwei Untersuchungen (a und b). Eichung in % des mittleren
Ausgangswertes. Injektionen in die A. femoralis. *Dr.* = totale Drosselung der Durchblutung.
(Nach GOLENHOFEN 1962 b)

In Abb. 2 ist ein weiteres rhythmisches Phänomen mit noch längerer Periodendauer mit dargestellt, das nicht mehr dem Bereich der Spontanrhythmik ange-
hört, sondern im Ablauf von Reaktionen an der Muskelstrombahn hervortritt.
Nach ganz verschiedenartigen plötzlichen Auslenkungen der Gefäßweite wird

nämlich der Durchblutungsausgangswert in der Regel in Form einer periodisch gedämpften Schwingung wiedereingestellt (Abb. 3). Diese reaktiv-periodischen Durchblutungsschwankungen sind nun ganz auf die Peripherie beschränkt und auch in ihrer Ursache lokaler Natur (GOLENHOFEN 1962). Insofern fügen sie sich dem polaren System der spontanen Kreislaufrhythmik systematisch ein.

Die reaktive Periodik ist demnach am stärksten „gefäßeigen" unter den genannten rhythmischen Erscheinungen im Kreislauf. Es ist bemerkenswert, daß nach BÜLBRING die glatte Darmmuskulatur auch zu spontanrhythmischer Tätigkeit mit einer Periodendauer um 2 min befähigt ist. Insofern darf vielleicht die reaktive 2 min-Periodik der Muskelstrombahn als Ausdruck einer rudimentären Eigenrhythmik der Strombahn aufgefaßt werden, die im Zuge der Eingliederung in die Kreislaufsteuerung aufgegeben und durch die zentrale Steuerung im 1 min-Rhythmus abgelöst worden ist. Die phänomenale Verwandtschaft von 1 min-Rhythmus und reaktiver Periodik zeigt sich noch darin, daß die Periodendauer der reaktiven Schwankungen unter normalen lokalen Bedingungen etwa doppelt so lang ist wie die der Spontanrhythmen (Abb. 4). Darin könnte sich eine Anlehnung der reaktiven Periodik an die zeitliche Ordnung von Kreislauf- und Atemrhythmik andeuten (vgl. HILDEBRANDT).

Dem Thema der Tagung gemäß sollen nun für die beschriebenen Phänomene die Bereiche der rhythmologischen und der

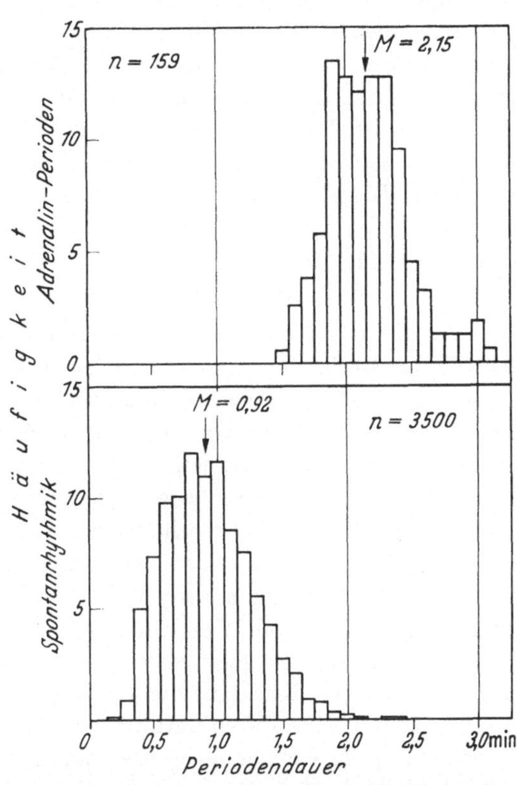

Abb. 4. Häufigkeitsverteilung der Periodendauern reaktiver Schwankungen unter Einwirkung von Adrenalin (oben, Ergebnisse aus 15 Versuchen) sowie spontaner Durchblutungsschwankungen (unten, Ergebnisse aus 45 Versuchen, nach HILDEBRANDT u. GOLENHOFEN). Für die Adrenalin-Perioden wurden Verläufe nach i. v. und i.a. Einzelinjektionen sowie während Dauerinfusionen ausgemessen. (Nach GOLENHOFEN 1962a, gekürzt)

regeltheoretischen Interpretation gegeneinander abgegrenzt werden. Im Phänomenalen ist eine solche Grenzziehung an sich recht einfach. Solange kein Regelziel unmittelbar erkennbar ist, auf das hin die Abläufe ausgerichtet sind, liegt kein Grund vor, die Regeltheorie zur Beschreibung der Phänomene zu bemühen. So ist für den 1 min-Rhythmus und den 10 sec-Rhythmus die rhythmologische Terminologie allein ausreichend und angemessen, da hier die ständige Aufrechterhaltung gleichartiger Schwankungen das phänomenal Wesentliche darstellt.

Die reaktiv-periodischen Durchblutungsschwankungen hingegen klingen gedämpft ab, die Durchblutungsgröße strebt einem erkennbaren Ziel zu, das auch gegen Störungen immer wieder beizubehalten versucht wird, so daß es berechtigt ist, diese Abläufe als dynamisch labile Regelvorgänge zu beschreiben.

Diese rein phänomenale Gliederung ist völlig unabhängig von dem Mechanismus des kausalen Wirkungsgefüges, an das die Durchblutungsverläufe gebunden sind. So könnten sich rhythmische Abläufe als Ausdruck der Instabilität eines Regelkreises erweisen, wie es von Wagner für die Blutdruckwellen 3. Ordnung angenommen wird. Allerdings ist unseres Wissens ein schlüssiger Beweis für eine derartige Rhythmusgenese unter normalen Bedingungen noch nirgendwo erbracht, so daß eine Benennung von spontan-rhythmischen Verläufen als Regelschwankungen nicht als unvoreingenommen und gleichberechtigt neben der rhythmologischen Terminologie anerkannt werden kann sondern als spekulativ abzulehnen ist. Für die spontane Durchblutungsrhythmik (1 min-Rhythmus) des Menschen liegt kein Anhalt dafür vor, daß es sich um Schwankungen in einem instabilen Regelkreis handelt. Die oft mehrgipflige Häufigkeitsverteilung der Periodendauern sowie die koordinativen Bindungen an andere Rhythmen sprechen vielmehr dafür, daß hier ein endogen verankerter Rhythmus vorliegt und die spontanen Gefäßweitenschwankungen planmäßig erfolgen.

Für die reaktiv-periodischen Durchblutungsschwankungen, die in ihrem Ablauf die Merkmale eines periodisch gedämpften Regelungsvorganges bieten, stellt sich die Frage, welche Größe dabei als die geregelte angesehen werden darf. In diesem Fragen kann von der möglichen Struktur des Regelkreises zunächst weitgehend abgesehen werden.

Es bestehen Hinweise darauf, daß weniger die lokal-chemische Regulation als vorwiegend ein lokal-mechanischer Regelvorgang für die reaktive Periodik verantwortlich zu machen ist. Die Fähigkeit, Eingriffe in das lokal-mechanische Wirkungsgefüge regelnd auszugleichen, ist nämlich in der Muskelstrombahn sehr ausgeprägt. Steigerung des effektiven Gefäßinnendruckes im Unterschenkel (Reduzierung des Umgebungsdruckes mittels Druckkammer um den Unterschenkel) führt bei Konstanz des arteriovenösen Druckgefälles nach einer kurzen, wohl passiven Mehrdurchblutung der Wadenmuskulatur zu einer reaktiven Konstriktion der Gefäße gegen die dehnende Kraft, mit Einstellung eines neuen Durchblutungswertes, der in der Regel anhaltend unter dem Ausgangswert liegt. Diese Reaktion gegen mechanische Eingriffe („mechanogene Reaktion") verläuft gleichfalls periodisch, und zwar mit ähnlichen Periodendauern wie die pharmakologisch ausgelösten Reaktionen. In beiden Fällen nimmt die Periodendauer mit der Höhe des herrschenden effektiven Gefäßinnendruckes zu.

Die reaktiv-periodischen Durchblutungsschwankungen unter Einwirkung von gefäßaktiven Stoffen können mit der periodisch ablaufenden mechanogenen Reaktion einer einheitlichen Beschreibung unterworfen werden, wenn man annimmt, daß auch die Pharmaka am lokal-mechanischen Regelsystem angreifen, und zwar nach Art von plötzlichen Sollwertverstellungen, die zunächst überschießend beantwortet und in Form einer gedämpften Schwingung abgefangen werden (Näheres bei Golenhofen 1962a).

Langendorf, Schönbach und Zahn stellten im Zusammenhang mit Beobachtungen von Gefäßreaktionen an der Froschschwimmhaut die Hypothese auf, daß die tangentiale Wandspannung der Widerstandsgefäße eine geregelte Größe sei. Mit diesem Ansatz läßt sich nach der Frankschen Formel $\sigma_T = \dfrac{p \cdot r}{d}$ (σ_T = tangentiale Wandspannung; p = effektiver Gefäßinnendruck; r = Gefäßradius; d = Gefäßwanddicke) auch die Tatsache, daß der Gefäßradius bei Steigerung des effektiven Innendruckes unter den Ausgangswert reduziert wird, als Regelvorgang erklären.

Eine Beschreibung der mechanogenen Reaktion der Muskelstrombahn als Regelvorgang ist auf diese Weise befriedigend möglich. Der Mechanismus dieser Regelung könnte im einfachsten Fall darin bestehen, daß die glatte Gefäßwandmuskulatur selbst ohne Beteiligung nervöser Strukturen das Vermögen zu einem derartigen Reagieren besitzt. Grundsätzlich hat die glatte Muskulatur die Fähigkeit, auf Dehnung mit Aktivitätssteigerung zu reagieren (vgl. BÜLBRING). In einem solchen Fall wäre die mechanogene Reaktion identisch mit der von BAYLISS 1902 beschriebenen „myogenen Reaktion".

Der periphere Kreislauf als Manifestationsort von verschiedenen Rhythmen einerseits und von Regelvorgängen andererseits stellt somit ein geeignetes Feld dar für die Begegnung des Rhythmologen und des Regeltheoretikers. Wie Rhythmen und Regelungen im Kreislauf harmonisch zusammenwirken, so lassen sich auch die beiden Aspekte des Betrachters in einer Weise zusammenordnen, die einen adäquaten Zugang zur Erfassung der Lebensphänomene in ihrer ganzen Vielgestaltigkeit eröffnet.

Literatur

BAYLISS, W. M.: On the local reactions of the arterial wall to changes of internal pressure. J. Physiol. (Lond.) **28**, 220—231 (1902).

BÜLBRING, E.: Physiology and pharmacology of intestinal smooth muscle. Lectures on the Scientific Basis of Medicine, 7, 374—379 (1957/58).

— Die Physiologie des glatten Muskels. Pflügers Arch. ges. Physiol. **273**, 1—17 (1961).

GOLENHOFEN, K.: Physiologie des menschlichen Muskelkreislaufes. Marb. Sitzungsber. (im Druck, 1962a).

— Zur Reaktionsdynamik der menschlichen Muskelstrombahn. Arch. Kreisl.-Forsch. **38**, 202—223 (1962b).

—, u. G. HILDEBRANDT: Über spontan-rhythmische Schwankungen der Muskeldurchblutung des Menschen. Z. Kreisl.-Forsch. **46**, 257—270 (1957).

— — Zur Ursache spontaner Muskeldurchblutungsschwankungen im 1 Minuten-Rhythmus. Verh. dtsch. Ges. Kreisl.-Forsch. **23**, 380—385 (1957).

— — Die Beziehungen des Blutdruckrhythmus zur Atmung und peripherer Durchblutung. Pflügers Arch. ges. Physiol. **267**, 27—45 (1958).

— — Das Verfahren der Wärmeleitmessung und seine Bedeutung für die Physiologie des menschlichen Muskelkreislaufes. Arch. Kreisl.-Forsch. **38**, 23 (1962).

GRAF, K., W. GRAF u. S. ROSELL: Spontan-rhythmische und unregelmäßige Schwankungen der Leberdurchblutung des Menschen. Acta physiol. scand. **43**, 233—253 (1958).

HILDEBRANDT, G.: Rhythmus und Regulation. Med. Welt **1961**, 73—81.

—, u. K. GOLENHOFEN: Zur Physiologie der Muskelruhedurchblutung des Menschen. Arch. physik. Ther. **10**, 217—223 (1958).

ILLIG, L.: Die terminale Strombahn. Berlin-Göttingen-Heidelberg: Springer 1961.

LANGENDORF, H., G. SCHÖNBACH u. R. K. ZAHN: Das Verhalten der kleinen Blutgefäße der Schwimmhaut des Frosches bei erhöhtem Außendruck. Z. exper. Med. **126**, 82—104 (1955).

MATTHES, K.: Kreislaufuntersuchungen am Menschen mit fortlaufend registrierenden Methoden. Stuttgart: Thieme 1951.

MONNIER, M.: Die funktionellen Potenzen der isolierten Arterie. Helv. physiol. pharmacol. Acta **2**, 533—539 (1944).

WACHHOLDER, K.: Haben die rhythmischen Spontankontraktionen der Gefäße einen nachweisbaren Einfluß auf den Blutstrom? Pflügers Arch. ges. Physiol. **190**, 222—229 (1921).

WAGNER, R.: Probleme und Beispiele biologischer Regelung. Stuttgart: Thieme 1954.

Aus dem Physiologischen Institut der Universität Marburg/Lahn
(Direktor: Prof. Dr. H. Hensel)

Zur Frage der rhythmischen Funktionsordnung beim Menschen

Von

G. Hildebrandt

Mit 5 Abbildungen

Die funktionelle Verknüpfung der verschiedenen Systeme des Organismus äußert sich zunächst in einer zweckmäßigen Abstimmung des Leistungsniveaus der Funktionen. Solche Abstimmungen werden durch nervöse und humorale Mechanismen vermittelt, häufig unter Mitwirkung zentral-übergeordneter Instanzen. Bei Leistungsanforderungen ist die Wirksamkeit solcher Abstimmungsmechanismen an stetigen Beziehungen zwischen den Funktionsgrößen erkennbar und läßt sich durch Korrelationen beschreiben. So besteht z. B. bei steigender Arbeitsbelastung zwischen Pulsfrequenz und Atemzeitvolumen eine enge Korrelation.

Die spontan-rhythmischen Funktionen stellen aber bei der Beurteilung von Funktionszusammenhängen insofern ein besonderes Problem dar, als bei ihnen grundsätzlich zwei verschiedene Gesichtspunkte berücksichtigt werden müssen. Einerseits ist es möglich, auch die rhythmischen Funktionen auf Leistungsniveaus zu reduzieren, etwa als mittlere Frequenz oder als Amplituden-Frequenz-Produkt. Man kann dann solche integrierten Niveaugrößen wie jede andere nicht-rhythmische Funktion behandeln und ihre Einbezogenheit in das Leistungsgefüge des Organismus durch Korrelationen mit anderen Funktionsgrößen nachweisen.

Zum anderen aber stellt sich die Frage, ob es auch sinnvoll oder gar notwendig ist, die durch rhythmische Gliederung einer Funktion gegebene Zeitordnung selbst und in ihren Wechselbeziehungen zu anderen zeitgeordneten Funktionen zu untersuchen und sie damit in den Gesamtaspekt einer organismischen Zeitordnung hineinzustellen. Tatsächlich kommt für die rhythmischen Funktionen noch eine besondere Art der funktionellen Verknüpfung in Betracht, die über die bloße Abstimmung des Leistungsniveaus hinausgeht und vielmehr der Erhaltung eines zeitlichen Ordnungsgefüges dient. Sie wurde erstmals von v. Holst an den rhythmischen Flossenbewegungen von Fischen systematisch untersucht und besteht darin, daß die Koaktion der beteiligten Rhythmen durch Koppelungswirkungen auch im Hinblick auf die Phase abgestimmt wird.

Wie v. Holst zeigen konnte, kann die Phasenabstimmung zwischen verschiedenen rhythmischen Funktionen unterschiedlich streng sein, je nach Stärke der Koppelungswirkungen. Wird die angestrebte Koaktionslage vollständig verwirklicht, so besteht absolute Koordination; ist sie dagegen nur statistisch häufiger als andere beliebige Phasenbeziehungen, so besteht relative Koordination. Bei absoluter Koordination bestehen jeweils ganzzahlige Frequenzverhältnisse zwischen den beteiligten Rhythmen. Der höchste Grad der Koordination, die absolute 1 : 1-Koordination (Synchronisation), kann in einem gekoppelten System u. a. dadurch erreicht werden, daß einer der Rhythmen dominiert, d. h. „Zeitgeber" wird. Für den Koppelungsmechanismus kommen — abgesehen von rein mechanischen Wirkungen, wie sie v. HOLST in Modellversuchen mit elastischen Medien dargestellt hat — im Organismus vor allem reflektorische und rein intrazentrale Wechselwirkungen in Betracht. Letztere hat v. HOLST als Magneteffekt bezeichnet. Bei langwelligen Rhythmen, wie z. B. beim 24 Std-Rhythmus, wirken auch humorale Faktoren mit größerem Zeitbedarf an der Koppelung mit.

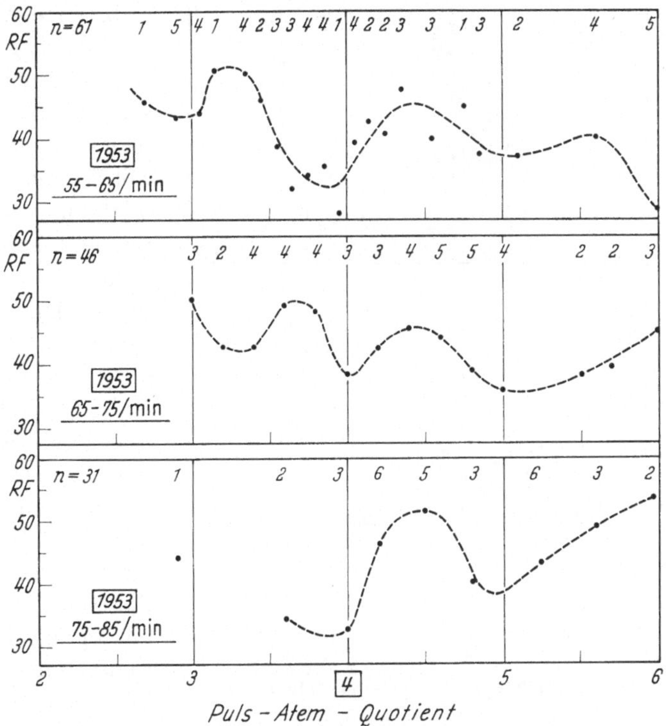

Abb. 1. Regelflächen der Pulsfrequenz nach gleichdosierter Arbeitsbelastung durch Stufensteigen in Abhängigkeit vom Ruhewert des Puls-Atem-Quotienten, aufgeschlüsselt in Klassen der Ruhepulsfrequenz. (Nach HILDEBRANDT, 1961)

Bei bestimmten Systemen, wie z. B. bei der Willkürmotorik, ist ja die Bedeutung einer rhythmischen Koordination durch Phasenkoppelung unmittelbar einleuchtend. Auch die Phasenabstimmung von Willkürbewegungen mit vegetativen Rhythmen, wie z. B. der Atmung, ist bei rhythmischer Arbeit (Laufen, Bergsteigen u. a.) als ökonomisch wirkender Faktor dem subjektiven Erleben evident. Viel zu wenig beachtet ist aber bisher die Tatsache, daß auch im vegetativen Bereich selbst die rhythmische Koordination das funktionelle Verhalten mitbestimmt.

Als Beispiel hierfür zeigt Abb. 1 an einem größeren Kollektiv das Verhalten der integralen Pulsabweichung vom Ruhewert („Regelfläche") während der ersten 5 min nach gleichdosierter Arbeitsbelastung mit Stufensteigen in Abhängigkeit vom Ruhewert des Quotienten aus Puls- und Atemfrequenz. Dabei ergibt sich, daß diese Flächenwerte immer dann kleiner sind, die Regelgüte also zunimmt, wenn das Puls-Atem-Verhältnis in Ruhe ganzzahlig, das rhythmische Ordnungsgefüge also strenger ist. Die Aufgliederung in drei verschiedene Bereiche der Ruhepulsfrequenz zeigt, daß diese Beziehung weitgehend unabhängig von der absoluten Pulslage ist. Bemerkenswert ist dazu, daß der Koordinationsgrad, der hier durch die Verrechnung der mittleren Frequenzen natürlich nur sehr grob erfaßt ist, schon in Ruhe etwas über die Ökonomie des Reaktionsablaufs nach Belastung aussagen kann und somit einen gewissen prospektiven Wert besitzt.

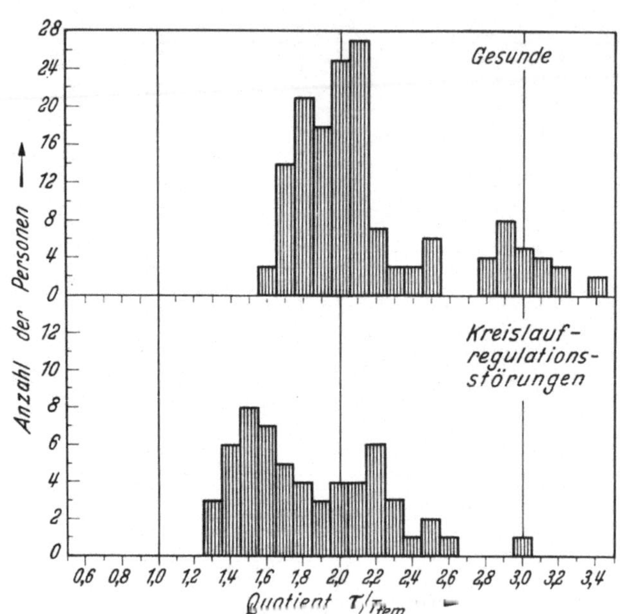

Abb. 2. Häufigkeitsverteilung des Quotienten aus Pulsperiodendauer (τ) und arterieller Grundschwingungsdauer (T_fem) bei Gesunden (oben) und Patienten mit Kreislaufregulationsstörungen (unten). (Nach Gadermann, Hildebrandt u. Jungmann, 1961)

Von ähnlicher Bedeutung ist offenbar die koordinative Abstimmung des Pulsrhythmus mit der arteriellen Grundschwingung, die wir in letzter Zeit gemeinsam mit Gadermann, Jungmann und Steinke untersucht haben. Abb. 2 (oben) zeigt zunächst das Verhalten des Quotienten aus Pulsperiodendauer und arterieller Grundschwingungsdauer bei Gesunden. Es findet sich eine deutliche Häufung um die ganzzahligen Werte 2,0 und 3,0, die bei trainierten Sportlern noch stärker ausgeprägt ist. Bei Patienten mit Kreislaufregulationsstörungen (Abb. 2, unten) ist diese Abstimmung dagegen sehr häufig gestört. Im Verlaufe von Bäder- und Klimakurbehandlungen ließ sich im Zuge der Besserung der regulativen Leistungen bei solchen Patienten auch eine Wiederannäherung des Frequenzverhältnisses an ganzzahlige Werte verfolgen (Hildebrandt u. Mitarb.). Auch hier ist die Bedeutung einer Phasenabstimmung des rhythmischen Blutauswurfs mit den Schwingungen des Arteriensystems vom Standpunkt der Ökonomie verständlich.

Störungen der normalen Frequenz- und Phasenbeziehungen als Krankheitssymptom sind von Menzel u. Mitarb. auch im Bereich des 24 Std-Rhythmus und seiner Teilschwingungen für verschiedene vegetative Funktionsgrößen nachgewiesen worden.

Es ist aber doch die Frage, ob man berechtigt ist, über die Phasenkoppelung zwischen einzelnen Funktionen hinaus alle rhythmischen Vorgänge im Organismus als Glieder einer tatsächlich funktionierenden organismischen Zeitordnung zu betrachten. Wie würde die Struktur einer solchen rhythmischen Funktionsordnung des Menschen beschaffen sein?

Wenn man die Haupttypen von rhythmischen Vorgängen im Menschen nach der Periodendauer geordnet zusammenstellt (Abb. 3), so ergibt sich eine bemerkenswert sinnvolle hierarchische Stufenfolge der Funktionen. Im kurzwelligen Bereich finden sich die rhythmischen Aktionen isolierter Strukturen und einzelner Organe, im Mittelwellenbereich die Rhythmen bestimmter Systeme, wie Atmung, Gefäßsystem und intestinale Hohlorgane, und schließlich im Langwellenbereich Rhythmen, die den Gesamtorganismus umfassen und mit rhythmischen Umweltordnungen korrespondieren. Die Frequenz der biologischen Rhythmen steht demnach in Beziehung zum Grad ihrer Spezialisierung und Isolierung, ihrer Bindung an die spezifische Struktur (vgl. HILDEBRANDT 1958).

Der sich hier anzeigende polare Aufbau der rhythmischen Funktionsordnung läßt sich durch zahlreiche Gesichtspunkte ergänzen, wenn man das funktionelle Verhalten der einzelnen Rhythmen näher betrachtet. Die hochfrequenten Rhythmen zeigen große Variabilität der Frequenz, sie haben Impulsform und sind relativ amplitudenkonstant. Die langwelligen Rhythmen sind dagegen frequenzstabil, zeigen auch interindividuell keine Frequenzvariation, haben mehr Wellenform und reagieren nur mit Änderungen von Form und Amplitude.

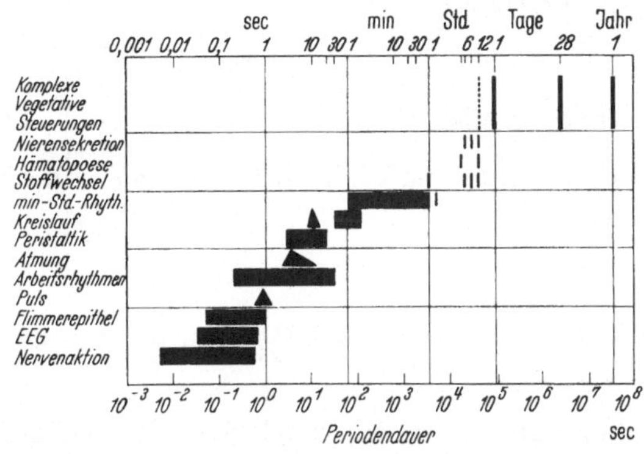

Abb. 3. Gesamtspektrum der Periodendauern menschlicher Rhythmen. (Nach GOLENHOFEN u. HILDEBRANDT, 1958)

Einem solchen polaren System wird man nur gerecht werden können, wenn man seine verschiedenen Bereiche jeweils unter verschiedenen Gesichtspunkten betrachtet. So sind an der rhythmischen Funktionsordnung des Organismus mindestens drei typische Bereiche zu unterscheiden, zwischen denen aber natürlich fließende Übergänge bestehen. Zudem liegt es im Wesen eines jeden polar aufgebauten Systems, daß sich in jedem seiner Teilbereiche die polare Gliederung bis zu einem gewissen Grade wiederholt. In Abb. 4 sei eine solche Dreigliederung zur Diskussion gestellt. Für alle drei Bereiche ist zunächst ein typisches Beispiel angegeben und der Versuch gemacht, die funktionelle Bedeutung der Rhythmen schlagwortartig zu charakterisieren. Am wichtigsten sind in diesem Zusammenhang die Unterschiede im funktionellen Verhalten.

Bei den Langwellen vom Typ des 24 Std-Rhythmus ist die Zeitordnung am strengsten, weil die endogene Rhythmik, von der alle Systeme erfaßt werden, durch die Zeitgeberfunktion der rhythmischen Umweltordnung synchronisiert wird. Alle Teilfunktionen stehen dabei normalerweise in strenger Phasenbeziehung nach Art einer absoluten 1 : 1-Koordination. Auch bei den mehrstündigen Perioden findet sich noch eine starke Bevorzugung einfacher ganzzahliger Frequenzverhältnisse (MENZEL).

Im Mittelwellenbereich ist die Zusammenordnung der Rhythmen weniger streng. Sie zeigen einerseits reaktive Frequenzänderungen, und andererseits sind Koppelungswirkungen untereinander nachweisbar. Daraus resultiert meist nur eine statistische Bevorzugung ganzzahliger Frequenzverhältnisse, die z. T. nur in Ruhe und besonders während des Schlafes nachweisbar ist (HILDEBRANDT 1961).

Bereich	Kurzwellen	Mittelwellen	Langwellen
Typisches Beispiel	Nervenaktion	Puls, Atmung	24 Std-Rhythmus
Funktionelle Bedeutung	Signalrhythmik	Transport- bzw. Arbeitsrhythmik	Ordnungsrhythmik
Frequenzverhalten und Umweltbeziehung	Reagibilität (reaktive Frequenzwechsel)	Regulation (regulierte Frequenznormen)	Spontaneität (steuernd; fixierte Frequenzbanden)
	Korrelation zur Reizstärke	Relative Koordination mit anderen Rhythmen (gestörte Korrelation zum Reiz)	Synchronisation durch Zeitgeberwirkungen der Umweltordnung

Abb. 4. Übersicht über funktionelle Bedeutung, Frequenzverhalten und Umweltbeziehung der menschlichen Rhythmen. Nähere Erklärung s. im Text

Abb. 5 gibt einen Überblick über die normalen und bevorzugten Frequenzlagen im Mittelwellenbereich. Dabei entsprechen die dunklen Felder jeweils der Hauptfrequenz der Funktionen, die hellen Felder zeigen nur eine Beteiligung an anderen Rhythmen an — soweit man diese Unterscheidung überhaupt treffen kann. Überall ergeben sich einfache ganzzahlige Frequenzverhältnisse.

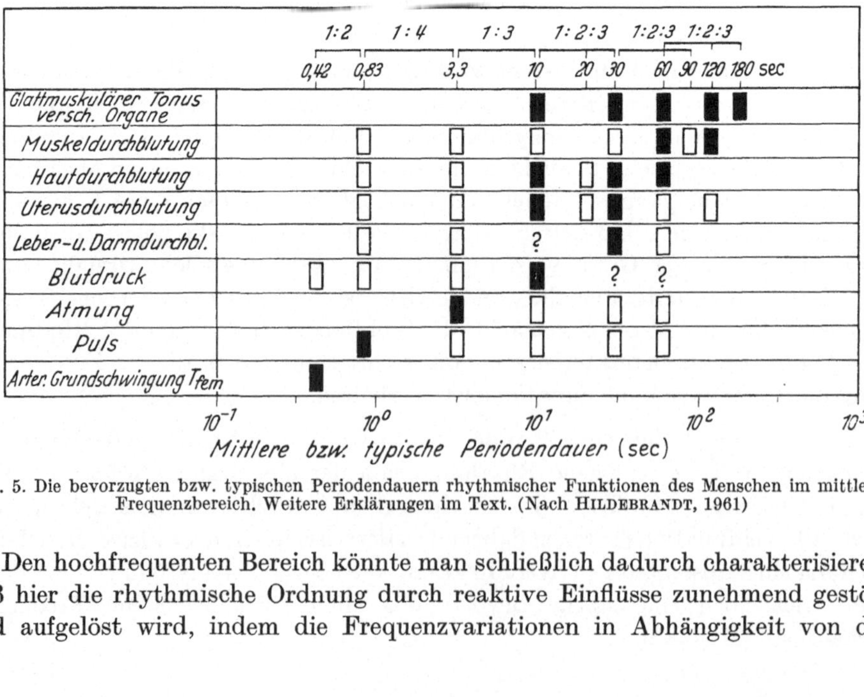

Abb. 5. Die bevorzugten bzw. typischen Periodendauern rhythmischer Funktionen des Menschen im mittleren Frequenzbereich. Weitere Erklärungen im Text. (Nach HILDEBRANDT, 1961)

Den hochfrequenten Bereich könnte man schließlich dadurch charakterisieren, daß hier die rhythmische Ordnung durch reaktive Einflüsse zunehmend gestört und aufgelöst wird, indem die Frequenzvariationen in Abhängigkeit von der

Reizstärke dominieren. Während des Schlafes setzen sich aber auch hier noch, z. B. hinsichtlich der rhythmischen Aktivität des Zentralnervensystems, koordinative Erscheinungen stärker durch (vgl. MONNIER).

Die beiden eingangs gegenübergestellten methodischen Möglichkeiten zur Beurteilung rhythmischer Funktionen können demnach nicht in allen Bereichen des Gesamtspektrums gleichwertig sein. Der Schwerpunkt des zeitlichen Ordnungsgefüges im Langwellenbereich kann letztlich nur unter dem Gesichtspunkt der rhythmischen Koordination mit Einschluß der korrespondierenden Zeitordnung der Umwelt verstanden werden. Die rhythmischen Erscheinungen im hochfrequenten Bereich erweisen sich dagegen in erster Linie als Glieder und Vermittler eines differenzierten Leistungsgefüges, dessen Zusammenhang durch die zwischen den verschiedenen Funktionsgrößen bestehenden Korrelationen darstellbar ist. Im Mittelwellenbereich steht die rhythmologische Analyse der Koordinationen notwendig gleichberechtigt neben der korrelierenden Beurteilung von Leistungsabstimmungen. Hier können durch die Untersuchung der rhythmischen Funktionen mit regulierten Frequenznormen Gesichtspunkte gewonnen werden, die es vermeiden, daß eine Überbewertung des regeltheoretischen Konzepts die Rhythmen als Abfallprodukte unzureichender Regelleistungen erscheinen läßt. Schließlich wird in Begriffen wie Norm und Sollwert das Vorhandensein eines Ordnungsgefüges vorausgesetzt, wie es sich rhythmologisch als koordinativ verankerte Zeitordnung darstellt (vgl. HILDEBRANDT 1961).

Allerdings muß auch bei der Frage, welche Mechanismen an der Einstellung und Einhaltung bestimmter Frequenznormen bzw. Vorzugsfrequenzen beteiligt sind, die polare Struktur der rhythmischen Funktionsordnung berücksichtigt werden.

Für die Fixierung der normalen Atemfrequenz z. B. hat ROHRER angenommen, daß hierbei die Ökonomie der Atemarbeit maßgebend sei. Der Abstimmungsmechanismus könnte demnach als Regelvorgang im Sinne einer Überwachung des optimalen Wirkungsgrades angesehen werden. Vom rhythmologischen Standpunkt könnte man andererseits die Atembewegung als Schwingungsvorgang auffassen, wobei sich das energetische Optimum dadurch ergäbe, daß hier die Bewegungsanstöße in der Eigenfrequenz des schwingenden Systems erfolgen. Ähnliches könnte auch für die Pulsfrequenz in bezug auf die arterielle Grundschwingung gelten.

Die Tatsache, daß die Atemfrequenz bei einer Personengruppe mit am Tage sehr unterschiedlicher Frequenzlage während des Nachtschlafes auf einen engen Bereich zusammengeführt wird (nächtliche Normalisierung, vgl. HILDEBRANDT 1953), wäre also damit zu erklären, daß die Ausschaltung von bewußtseinsabhängigen Störfaktoren zu einer intensiveren Abstimmung mit dem peripheren Substrat dieses Rhythmus führt. Trotzdem reicht diese Erklärung nicht aus, denn gleichzeitig ist zu beobachten, daß sich beim Gesunden im Schlafe die normale Koordination (4 : 1) zwischen Puls- und Atemrhythmus einstellt. An der Fixierung der Ruheatemfrequenz ist also auch der rhythmische Ordnungszusammenhang beteiligt (Einzelheiten bei HILDEBRANDT 1960).

An diesem Beispiel wird deutlich, daß Substratabstimmung und Eingliederung in den koordinativen Zusammenhang zwar im Idealfalle kongruieren, anderenfalls aber auch miteinander konkurrieren können. Die schon aufgezeigte Beziehung zwischen Frequenz und Stärke der spezifischen Substratbindung im Gesamtspektrum läßt erwarten, daß die beiden im Mittelwellenbereich wirksamen Komponenten der Frequenzabstimmung in den beiden Extrembereichen des Spektrums isolierter hervortreten.

So haben im Langwellenbereich die experimentellen Untersuchungen des 24 Std-Rhythmus mit Ausschaltung der rhythmischen Umweltordnung gezeigt, daß der Organismus von sich aus nicht in der Lage ist, eine Periodendauer von genau 24 Std einzuhalten, wenn die Synchronisation durch die Umweltperiodik fehlt, die ja als Spezialfall der Koordination mit einem führenden Zeitgeberrhythmus anzusehen ist. Vielmehr wird eine Spontanfrequenz eingestellt, die in charakteristischer Weise vom Reizpegel der Umgebung (z. B. Beleuchtungsstärke) abhängig ist (Aschoff). Bei der Einstellung der normalen Frequenz ist also im Langwellenbereich der koordinative Zusammenhang maßgebend, während die substratgebundene, endogene Komponente einen entsprechend großen „Ziehbereich" besitzt.

Entgegengesetzte Verhältnisse finden sich im Kurzwellenbereich. Hier bildet eine starke Abhängigkeit der rhythmischen Aktionen vom Substrat gerade die Voraussetzung dafür, als Signalrhythmik den jeweiligen Zustand spezifisch empfindlicher Strukturen durch Frequenzmodulation abzubilden, während koordinative Bindungen diese Aufgabe stören würden. Dementsprechend lassen sich z. B. für sensible Einheiten keine Frequenznormen oder Vorzugsfrequenzen angeben, während das Frequenzverhalten in Korrelation zur Reizstärke adäquat erfaßbar ist.

So läßt die Eingliederung der rhythmischen Erscheinungen in ein Gesamtbild der rhythmischen Funktionsordnung erkennen, daß jede Einzelfunktion sich in einem polaren Spannungsfeld von Leistungs- und Ordnungszusammenhängen befindet, deren adäquate Beurteilung an unterschiedliche methodische Voraussetzungen gebunden ist.

Literatur

Aschoff, J.: Mitt. aus der Max Planck-Ges. H. **6**, 381 (1959).
— Nova Acta Leopoldina, N. F. **21**, Nr. 143, 147 (1959).
— Cold Spring Harbor Symposia on Quantitative Biology **25**, 11 (1960).
Gadermann, E., G. Hildebrandt u. H. Jungmann: Z. Kreisl.-Forsch. **50**, 805 (1961).
Golenhofen, K., u. G. Hildebrandt: Pflügers Arch. ges. Physiol. **267**, 27 (1958).
Hildebrandt, G.: Z. klin. Med. **150**, 433 (1953).
— Heilkunst **71**, 117 (1958).
— Z. angew. Bäder- u. Klimaheilk. **7**, 533 (1960).
— Med. Welt (Stuttgart) **1961**, 73.
— H. Jungmann u. L. Steinke: Z. angew. Bäder- u. Klimaheilk. **6**, 126 (1959).
Holst, E. v.: Ergebn. Physiol. **42**, 228 (1939).
Menzel, W.: Z. exp. Med. **116**, 237 (1950).
— Erg. d. Physik.-Diät. Therapie, Bd. 5. Dresden u. Leipzig: Steinkopff 1955.
— J. Blume u. F. F. v. Schroeder: Z. klin. Med. **155**, 249 (1958).
Monnier, M.: Schweiz. med. Wschr. **90**, 1406 (1960).
Rohrer, F.: Physiologie der Atembewegung. Handb. norm. u. pathol. Physiol. **2**, 70 (1926)

Aus dem Physiologischen Institut der Universität Göttingen

Homoiostase und Rhythmus in der Kreislaufregulation

Von

H. P. KOEPCHEN

Mit 13 Abbildungen

Der eigentliche Beginn einer systematischen Erforschung der Kreislauf-regulation wurde durch die Einführung der fortlaufenden Aufzeichnung gemessener Größen und damit auch des Blutdrucks ermöglicht. Dabei beobachtete man zunächst, daß der Blutdruck bei den meisten experimentellen Eingriffen sehr empfindlich reagierte, besonders wenn die Tierexperimente ohne Narkose durchgeführt wurden, was in der damaligen Zeit häufig geschah. So schreibt z. B. DITTMAR bei einer Untersuchung über die Schmerzempfindlichkeit des Rückenmarkes, der Blutdruck sei „ein Reagens, welches die bisher gebrauchten, wie namentlich Schmerzensäußerungen, Fluchtversuche und dergleichen an Sicherheit und Genauigkeit weit hinter sich zurückläßt" (*9*).

Während man schon früh die Mitbeteiligung des Kreislaufs an spontanen oder reflektorischen Äußerungen des Organismus erkannt hatte, beginnt der Aufbau einer geschlossenen Theorie der Kreislaufregulation erst mit der Entdeckung des N. depressor und seiner Funktion durch CYON und LUDWIG im Jahre 1866 (*6*). In der Deutung des Erfolges der afferenten Reizung wird schon in dieser ersten Veröffentlichung der Gedanke einer Selbstregulation ausgesprochen. CYON und LUDWIG schreiben zur Funktion des N. depressor: „Durch ihn vermag der wesentlichste Motor des Blutlaufs die Widerstände zu regeln, die er selbst überwinden soll." LUDWIG glaubte noch, daß die Endigungen des Nerven im Herzen lägen und durch dessen Überfüllung erregt würden. Später zeigte sich, daß die Receptoren des N. depressor im Aortenbogen gelegen sind, jedoch ist neuerdings auch eine Dehnungsempfindlichkeit des Herzens selbst nachgewiesen worden, die die gleiche Art von Reflexerfolgen wie die Depressorreizung auslöst (*7*, *10*). Sehen wir von der in den Einzelheiten noch nicht vollständigen Kenntnis des Systems ab, so findet sich jedenfalls hier bei LUDWIG zuerst die Idee einer nervösen Selbststeuerung des Kreislaufs von Receptoren aus, die im Kreislauf gelegen sind.

Der Gedanke der Selbstregulation, vor allem des Blutdrucks, wird von den nachfolgenden Untersuchern der pressoreceptorischen Reflexe immer wieder aufgegriffen und weiter ausgeführt. Der Ausdruck „Selbstregulation" für dieses System taucht zum ersten Mal bei CYON 1898 auf (*5*), im englischen Schrifttum "self-regulation" [ANREP und STARLING 1925 (*1*)]. Eine besondere Stütze für das

Konzept der Selbstregulation ist die Entdeckung [zuerst von Latschenberger und Deahna (*27*)], daß die pressoreceptorischen Nerven bereits bei normalem Blutdruck einen hemmenden Dauertonus besitzen. Die Konsequenz ist, daß das System auch Senkungen des Druckes durch Verminderung dieses hemmenden Tonus entgegenwirken kann. Durch die Entdeckung Herings 1924, daß vom Sinus caroticus Nerven mit analoger Funktion ausgehen wie die Aortennerven, ergab sich die experimentelle Möglichkeit, durch adäquate Reizung im „Carotissinuspräparat" die Funktion der pressoreceptorischen Reflexe auch quantitativ zu untersuchen. Dies geschah vor allem durch die Untersuchungen von E. Koch, der seine Ergebnisse in der Monographie mit dem Titel: „Die reflektorische Selbststeuerung des Kreislaufs" (*19*) zusammenfaßte. Das Konzept der „reflektorischen Selbststeuerung" sei hier mit Kochs eigenen Worten dargestellt: „Da der Blutdruck es ist, der den Reiz für die pressoreceptorischen Nerven abgibt, oder mit anderen Worten, der die Regelung betätigt, ist der unmittelbare Erfolg dieser Einrichtung die Regelung dieses Blutdruckes selbst." „Es muß daran festgehalten werden, daß es sich bei den pressoreceptorischen Nerven unmittelbar nur um die Gleichhaltung des allgemeinen Blutdruckes handelt, die durch eine dauernde reflektorische Beeinflussung des Herzens und der peripheren Gefäße erreicht wird." Die ersten Ansätze zu einer quantitativen Beschreibung des Systems liegen in Kochs „Blutdruckcharakteristik" und „Blutdruck-Herzfrequenz-Charakteristik".

Faßt man die nutritive Mehrdurchblutung bei Mehrleistung einzelner Organe, z. B. bei Muskelarbeit, oder die Gefäßerweiterungen im Dienst der Temperaturregulation als „Anzapfung" des durch die Pressoreceptoren auf Druckkonstanz einregulierten arteriellen Systems auf, so läßt sich auf dem Konzept der „reflektorischen Selbststeuerung" eine ziemlich geschlossene Theorie der nervösen Kreislaufsteuerung aufbauen. Auf dieser Konzeption beruhen viele Lehrbuchdarstellungen.

Die weiteren Untersuchungen nach Hering und Koch über die „Kreislauf-Eigenreflexe" (W. R. Hess), die auch heute noch nicht abgeschlossen sind, brachten im wesentlichen zwei neue Erkenntnisse: 1. „Pressoreceptoren", oder allgemein Dehnungsreceptoren, liegen auch in anderen Gebieten des arteriellen Systems und auch im Niederdrucksystem. Ihre Reflexerfolge sind fast ausschließlich depressorischer Natur (*2*, *24*). 2. Elektrische Ableitungen von afferenten pressoreceptorischen Nervenfasern und verschiedene Formen adäquater Druckreizung zeigen, daß für die Erregungsgröße der Receptoren außer dem arteriellen Mitteldruck auch die Reizparameter der Anstiegssteilheit des Druckes, der Druckamplitude, der Abfallssteilheit und der Pulsfrequenz maßgebend sind (*26*, *31*). Dieses zweite Resultat wurde bisher in den Ansätzen zur Beschreibung des Systems als Druckkonstanthalter bzw. Druckmoderator wenig berücksichtigt.

Im Zuge der Übernahme regeltheoretischer Betrachtungsweisen in die Biologie wurde auch die „reflektorische Selbststeuerung" des Kreislaufs regeltheoretisch interpretiert, zunächst einmal dadurch, daß man das Konzept der reflektorischen Selbststeuerung mit der entsprechenden regeltheoretischen Nomenklatur beschrieb. Daß ein analoges „Wirkungsgefüge" (*30*) hier vorhanden ist, war ja schon durch die Untersuchungen seit Ludwig geklärt. Alle Voraussetzungen zum Aufbau eines Regelkreises sind gegeben: Eine kreisförmige Wirkungsstruktur, rückwirkungsfreie Übertragung in den einzelnen Gliedern des Kreises und eine negative Rückkoppelung. Daher wurde dieses System häufig als Paradebeispiel einer biologischen Regelung angeführt (*11, 14, 18, 32, 36, 37, 38, 39, 40*), vor allem in den Arbeiten von R. WAGNER. Zur Illustration sei eine einfache Darstellung des „Blutdruckregelkreises" aus einer Arbeit von DITTMAR und MECHELKE (*8*) wiedergegeben (Abb. 1). In bezug auf Einzelheiten über die Analogie der Kreislaufregulation zu technischen Regelsystemen sei auf die entsprechenden Originalarbeiten verwiesen (z. B. *8, 11, 35, 38, 40*).

Eine Zusammenfassung der Hauptpunkte der regeltheoretischen Interpretation sei hier mit den Worten WAGNERs gegeben:

„Unabhängig von den verschiedenen, von Zeit zu Zeit wechselnden Durchblutungsbedürfnissen der einzelnen Organe und Organsysteme wird von dieser übergeordneten Stelle vor allem dafür gesorgt, daß — wie immer das Blut zu den einzelnen Organen auch fließen mag —, der Betriebsdruck für den gesamten Blutkreislauf konstant erhalten wird. Auch solches wird wiederum durch einen automatischen Regelmechanismus bewirkt. . . ." (*36*). „Regelgröße ist der mittlere Blutdruck, der in der „Regelstrecke" konstant auf einem bestimmten Sollwert gehalten werden soll. Die Abweichung des tatsächlich vorhandenen Blutdruckes, des „Istwertes" vom „Sollwert" wird kontrolliert durch spannungsempfindliche Endorgane in Aorten- und Carotiswand. Es sind dies die „Fühler" des Reglers." (*40*).

Nach dieser Betrachtungsweise wird also die Erregungsgröße oder der Tonus des Zentrums von der Peripherie und den von dort ausgehenden Afferenzen gesteuert. Die Aufgabe des Zentrums besteht dabei in der, möglichst proportionalen, Umwandlung afferenter in efferente Er-

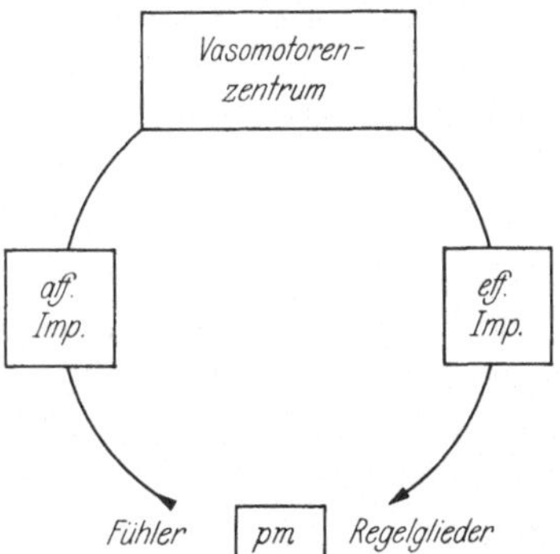

Abb. 1. Schema des „Blutdruckregelkreises". Regelgröße: arterieller Blutdruck; Sollwert: arterieller Mitteldruck (*pm*). Fühler: Spannungs- und dehnungsempfindliche Endorgane sensibler afferenter Nervenfasern (Carotissinus, Aortendepressor). Regelglieder- (Stellglieder): glatte Muskulatur der Blutgefäße. Regelstrecke: Windkessel der Aorta und große Arterien. Kraftschalter: Vasomotorenzentrum (kreislaufregulierende Zentren). [Nach DITTMAR u. MECHELKE (*8*)]

regungen. Eine den Kreislauf beanspruchende Leistung des Organismus tritt als „Störung" dieses homoiostatischen Systems auf (*32*).

Während solche qualitativen Analogien der Kreislaufsteuerung zu einer technischen Regelung sehr häufig und eingehend dargestellt worden sind, besitzen wir bis heute kaum einen Ansatz, der es gestatten würde, die von der Regeltheorie bisher entwickelten mathematischen Hilfsmittel für eine zutreffende *quantitative* Voraussage von Vorgängen in der Kreislaufregulation nutzbar zu machen. Erste Versuche in dieser Richtung wurden von STEGEMANN (*34*) und von DITTMAR und MECHELKE (*8, 29*) unternommen.

Eine zweite Forschungsrichtung hat sich mit der Untersuchung der rhythmischen Erscheinungen im Kreislauf befaßt. Sie beruht auf der Beobachtung, daß sowohl beim narkotisierten wie beim wachen Tier und ebenso beim Menschen viele Kreislaufgrößen und damit zusammenhängende Vorgänge rhythmisch variieren, z. B. der Blutdruck, die Durchblutung, die Herzfrequenz, die Wärmeabgabe. Auch diese Forschungsrichtung nimmt von Untersuchungen C. LUDWIGs ihren Ausgang, der im Jahre 1847 bei den ersten fortlaufenden Blutdruckregistrierungen feststellte, daß der Blutdruck rhythmisch auf und ab schwankte. Die rhythmischen Erscheinungen im Kreislauf wurden in der Folgezeit häufig und eingehend untersucht, u. a. von Traube, Hering, Mayer, Frédericq, Foa, Aalkjaer, Wagner, Bauereisen, Matthes. Die Ergebnisse kommen z. T. in den bekannten Klassifizierungen der sog. Blutdruckwellen zum Ausdruck, wobei sowohl im Hinblick auf deren Genese als auch auf die Identität verschiedener Wellenarten und die Folgerichtigkeit der verschiedenen Einteilungsschemata viele Streitfragen offen blieben. Die Erforschung der rhythmischen Erscheinungen führte nicht so wie die der reflektorischen Vorgänge zu einem einheitlichen theoretischen Konzept. Vielmehr pflegt man die rhythmischen Erscheinungen, wenn es um Fragen der Theorie der nervösen Kreislaufsteuerung geht, als unwesentliche Begleiterscheinungen zu vernachlässigen.

Eine zentrale Frage bei der Untersuchung der Kreislaufrhythmen war von Anfang an die ihrer Zuordnung zum Atemrhythmus. Da die Rhythmizität der Atmung funktionell unmittelbar einleuchtend ist, eine Rhythmizität im Kreislauf dagegen nicht ohne weiteres, schienen die Kreislaufrhythmen leichter verständlich, wenn man sie als Begleiterscheinungen des Atemrhythmus auffassen konnte, sei es, daß sie mechanisch oder zentralnervös durch die Atmung ausgelöst werden. Für die rein zentralnervöse Auslösung führte E. Hering (*15*) den Begriff der „Irradiation" ein. Dieser Begriff beinhaltet, daß die Ursache des Rhythmus in der Ateminnervation gelegen ist, und der Rhythmus z. B. im Vasomotorenzentrum als Folge einer unvollkommenen Abgrenzung der Zentren aufgefaßt werden müßte.

Schwieriger war die Deutung von Blutdruckwellen III. Ordnung, die mehrere Atemzyklen umfassen. Es ist bezeichnend, daß man versucht hat, auch diese als Folge des Atemrhythmus zu erklären, wozu z. B. Sigmund Mayer eine komplizierte Hypothese aufgestellt hat (*28*). Frédericq (*12*) trennte dann diese Schwankungen grundsätzlich von den atemsynchronen vasomotorischen Schwankungen („Traube-Hering'schen Wellen") ab und gab ihnen die Bezeichnung „Sigmund-Mayer-Wellen", womit er die Hypothese Sigmund Mayers ablehnte. Bis heute ist die Identität von Traube-Heringschen und Sigmund Mayerschen Blutdruckwellen umstritten. Jedenfalls hat sich die grundsätzliche Erklärung der Wellen III. Ordnung als Folge des Atemrhythmus nicht halten lassen.

Ein anderer Versuch, diesen Blutdruckrhythmus auf die Auswirkung eines funktionell verständlichen Systems zurückzuführen, ist seine Ableitung von der reflektorischen Selbststeuerung. Diese Hypothese geht davon aus, daß in jedem regulierten System eine Abweichung von der Ruhelage vorkommen kann. Diese wird durch die Regulation wieder kompensiert, wobei das System nach der entgegengesetzten Richtung über die Ruhelage hinausgeführt wird. Hier setzt wiederum die Gegenregulation ein und so fort. Durch ein solches dauerndes Hinausschwingen über den eigentlich einzustellenden Wert können rhythmische Schwankungen entstehen. Diese in verschiedener Form und für verschiedene Erscheinungen immer wieder ausgesprochene Theorie wollen wir im folgenden als „Rückkoppelungstheorie der Schwankungen" bezeichnen. Zum ersten Mal wird für die Blutdruckschwankungen dieser Gedanke im Jahre 1876 von Latschenberger und Deahna formuliert. Sie schreiben:

„Bald überwiegen die elevierenden Fasern, dadurch wird der Blutdruck erhöht; dies hat reflektorisch wieder Erregung der deprimierenden Fasern zur Folge, dadurch entstehen Schwankungen und dies sind die Wellen dritter Art (Traubesche Wellen)" (*27*).

Später erkannte man, daß solche elevierenden afferenten Fasern, die den deprimierenden das Gleichgewicht halten, im Blutgefäßsystem nicht vorhanden sind, jedoch läßt sich der gleiche theoretische Ansatz auch anwenden, wenn man ein tonisch konstringierendes Zentrum annimmt, das durch die deprimierenden Fasern gehemmt wird. Wir wissen, daß im Vasomotorenzentrum ein solches Zentrum gegeben ist. Für dieses System formulierte im Jahre 1898 Cyon die Rückkoppelungstheorie in folgender Weise:

„Die Traubeschen Wellen sind nun der Ausdruck eines solchen Wettstreites zwischen den Erregungen des Zentrums der Vasoconstrictoren und der Intervention der Nn. depressores" (*5*).

Derartige Schwankungen um eine Gleichgewichtslage sind nun auch bei technischen geregelten Systemen bekannt. Man denke etwa an die geringen Schwankungen um die einzustellende Temperatur in einem Thermostaten. Die Cyonsche Hypothese läßt sich daher auch in regeltheoretischer Nomenklatur ausdrücken. Ich zitiere hierzu wieder Wagner:

„Durch einen solchen Regelmechanismus kann begreiflicherweise der Blutdruck nie völlig genau auf einem bestimmten Niveau gehalten werden, sondern es wird stets dazu kommen müssen, daß der Druck um ein mittleres Niveau hin- und herpendelt ... Die fortwährenden Oscillationen des Blutdrucks, die auf solche Weise auftreten, kann man mit geeigneten Methoden bei Tier und Mensch leicht feststellen und zur Aufschrift bringen. Es sind dies Blutdruckwellen, die zuvor schon lange bekannt sind, deren Deutung aber erst möglich war, nachdem dieses ganze System der Blutdruckregulierung als ein in sich geschlossener, rückgekoppelter Apparat erkannt wurde. Die Wellen, die man so beobachten kann, sind also der Ausdruck einer unvollkommenen Regelwirkung des Apparates der Blutgefäßnerven" (*36*).

Die Rückkoppelungstheorien der Schwankungen haben den großen Vorzug, daß sie sowohl für die Homoiostase als auch für die rhythmischen Erscheinungen eine einheitliche Erklärung bieten. Der Kreislaufrhythmus wird damit als Nebenerscheinung der Konstanthaltung funktionell verständlich. Daher erscheint es außerordentlich wichtig, diese Theorie auf ihre Richtigkeit hin zu untersuchen. Ist sie gültig, so ergibt sich daraus die Konsequenz, daß der vasomotorische Rhythmus erst durch die rhythmischen afferenten Antworten aus der Kreislaufperipherie in das Zentrum hineingetragen wird. Die Entstehungsweise wäre also eine ganz andere als die der synchron mit dem Atemrhythmus ablaufenden Kreislaufrhythmen.

Von diesen Gesichtspunkten ausgehend haben wir eigene Untersuchungen über Kreislaufrhythmen unternommen. Dabei interessierte uns besonders ihr Zusammenhang mit dem Atemrhythmus, ihre gegenseitige Zuordnung und ihr Verhältnis zu den Kreislaufeigenreflexen. Die Untersuchungen wurden an narkotisierten Tieren, meist Hunden, durchgeführt, um eine nähere Analyse der kausalen Beziehungen zu ermöglichen. Wenn wir von diesen Versuchen allgemeine Schlußfolgerungen auf die Theorie der nervösen Kreislaufsteuerung ziehen, so leiten wir die Berechtigung dazu aus der Tatsache ab, daß gleiche rhythmische Erscheinungen und gleiche Arten der Wechselbeziehung zwischen den Rhythmen in neuerer Zeit auch am wachen Tier und am wachen Menschen beobachtet werden konnten, z. B. in Untersuchungen von Golenhofen und Hildebrandt (13). Die im folgenden dargestellten Versuchsergebnisse wurden unter wechselnder Mitarbeit von K. Thurau, H. D. Lux, P. H. Wagner, H. Seller und J. Polster erhalten.

Wir wollen uns zunächst einer Analyse der Zusammenhänge zwischen Atemrhythmus und vasomotorischen Rhythmen zuwenden. Im Bereich der Atemfrequenz gilt es zunächst, die sehr zahlreichen Möglichkeiten peripherer Einwirkungen der Atmung auf den Kreislauf von zentralen Wechselwirkungen zu

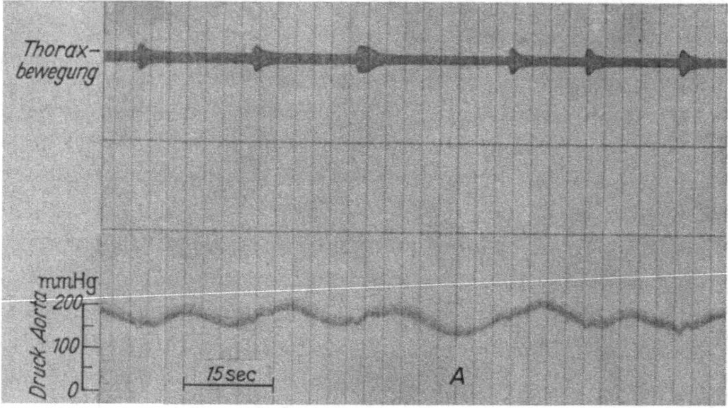

Abb. 2. Große Blutdruckwellen mit wechselnder Phasenbeziehung zur Atmung, deren Durchschnittsfrequenz über längere Zeit genau der Atemfrequenz entspricht. [Nach Koepchen (21)]

trennen. Daher sind die bekannten respiratorischen Blutdruckschwankungen zum Studium der zentralen Wechselwirkungen ungeeignet. Die Messung der Durchblutung eines peripheren Gefäßgebietes bei konstantem Durchströmungsdruck bot die Möglichkeit, die Vasomotorik unabhängig von atemmechanischen Einwirkungen zu studieren. Es sind häufig atemsynchrone Schwankungen der Durchblutungskurve mit einem Abfall nach der Inspiration zu erkennen [s. (22), Abb. 5]. Dies bedeutet, daß auch am nicht curarisierten Tier atemsynchrone Schwankungen der Vasomotorik vorhanden sind. Schalten wir die Atemmechanik durch Gabe von Succinylcholin aus, so finden sich immer noch große regelmäßige Blutdruckschwankungen. Um ihre Beziehung zum Atemrhythmus festzustellen, haben wir den zentralen Stumpf einer Halswurzel des N. phrenicus abgeleitet. Dabei zeigte sich, daß die Phrenicussalven und die Blutdruckschwankungen meist den gleichen Rhythmus hatten, die Phrenicussalven erfolgten jeweils im Wellental [s. (21), Abb. 23]. Auffallend ist, daß in diesen Fällen die Frequenz sowohl des Blutdruck- als auch des Atemrhythmus langsam ist und dann etwa in dem Frequenzbereich der oft zu beobachtenden Wellen III. Ordnung bei normaler Atmung liegt. Die Versuchsbedingungen und die Form der Blutdruckschwankungen sind die gleichen wie im bekannten Heringschen Experiment. Die Phrenicusableitung bestätigt die Theorie Herings, daß diese Wellen atemsynchron ablaufen. Der-

artige Befunde lassen sich noch mit der Vorstellung der „Irradiation" vom Atemzentrum auf das Vasomotorenzentrum erklären.

Schwieriger wird die Deutung, wenn, wie in Abb. 2, die beiden Rhythmen nicht
absolut synchron ablaufen, sondern auf den ersten Blick scheinbar wechselnde
Phasenbeziehungen zeigen. In diesem Beispiel fällt der Atemzug bald in den
absteigenden Teil, bald in das Wellental, bald in den aufsteigenden Teil der großen

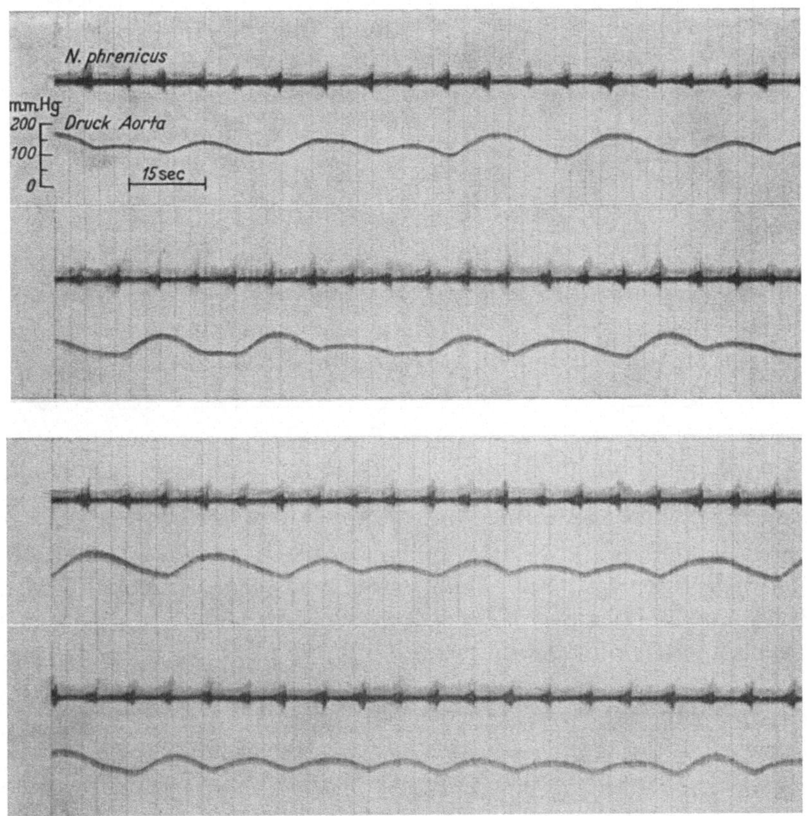

Abb. 3. Längere Periode mit ganzzahligem Verhältnis von Blutdruckwellenperiodendauer zu Atemzyklusdauer
unter Succinylcholin bei Vaguskühlung („bedingt respiratorische Blutdruckwellen"). [Nach KOEPCHEN u.
THURAU (22)]

Blutdruckwellen. Eine genaue Analyse der hier bestehenden Rhythmusbeziehungen ist an anderer Stelle beschrieben worden (21). Sie ergab, daß die scheinbar
unregelmäßige Zuordnung der Blutdruckschwankungen zum Atemrhythmus
durch ein um 7—15 sec verspätetes Auftreten des gleichen Rhythmus im Blutdruck zustande kommt. Eine so späte Erregungsausbreitung in Form einer
Irradiation erscheint nur schwer denkbar. Der Vorgang läßt sich vielmehr als
eine Art von „Triggerung" deuten, wobei durch die Ateminnervation jeweils ein
vasomotorischer Vorgang angestoßen wird, der dann in seiner eigenen Frequenz
abläuft. Diese Deutung wird noch durch viele weitere Befunde nahegelegt (s. u.).

Eine andere Form der Koordination zwischen Atem- und vasomotorischem
Rhythmus kann man häufig unter Succinylcholin beobachten. Dabei erfolgt der
Anstiegsbeginn einer Blutdruckwelle nur zu einer ganz bestimmten Phase des

Atemcyclus, so daß die Dauer einer Periode des Blutdruckrhythmus stets ein ganzzahliges Vielfaches der Dauer eines Atemcyclus beträgt (Abb. 3). Die Häufigkeitsverteilung der Periodenlängen (Abb. 4) zeigt, daß diese Zuordnung eine sehr strenge ist. Auch diese Art der Rhythmuszuordnung läßt sich nicht als einfache Irradiation begreifen. Sie hat vielmehr Ähnlichkeit mit einer Schrittmacher-

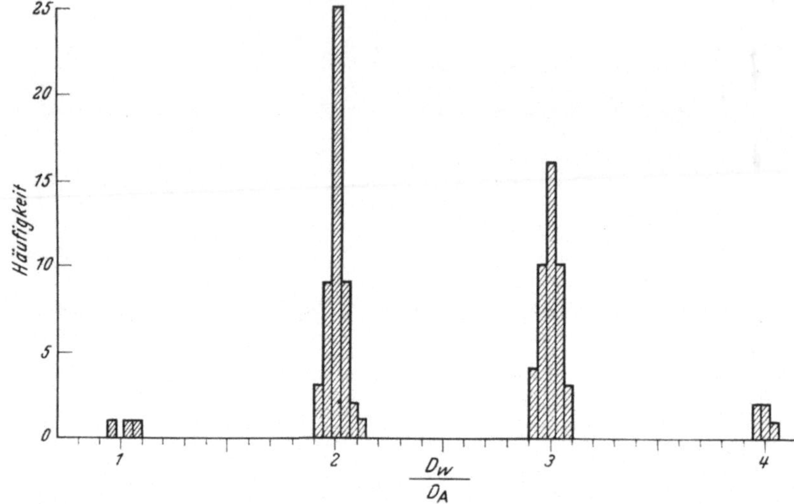

Abb. 4. Häufigkeitsverteilung des Quotienten: Dauer einer Blutdruckwelle (D_W) / Dauer der gleichzeitigen Atemzyklen (D_A). Werte von 100 aufeinanderfolgenden Blutdruckwellen aus dem Versuch der Abb. 3. [Nach KOEPCHEN u. THURAU (22)]

wirkung, wobei der schnellere Atemrhythmus einen langsameren Vorgang im Blutdruck anstößt. Der Begriff der Schrittmacherwirkung beschreibt jedoch die hier bestehende Koordinationsform nicht vollständig. Denn auch die Intensität

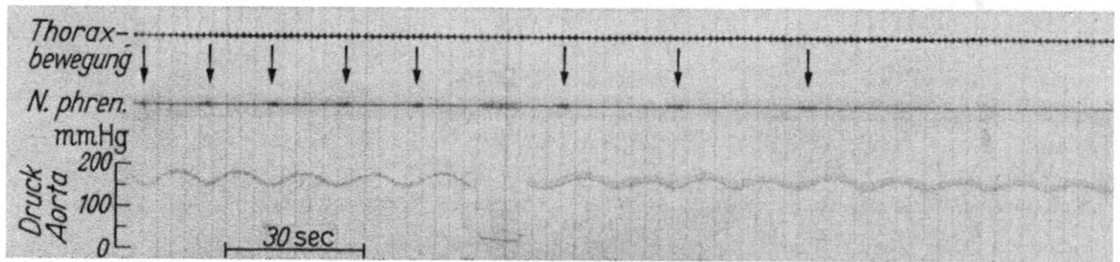

Abb. 5. Einordnung des Atemrhythmus in eine bestimmte Phase eines langsamen Blutdruckrhythmus kurz vor der Hyperventilationsapnoe. Succinylcholin, Vagi gekühlt. Nähere Beschreibung s. Text. [Nach KOEPCHEN (21)]

der Phrenicussalven in Abb. 3 ist nicht gleichmäßig, sondern hängt von der Phase des Blutdruckrhythmus ab [Näheres hierzu s. (21), S. 89].

Weiterlaufende „respiratorische Blutdruckschwankungen" bei spontanen längeren Atempausen zeigen, daß ein Blutdruckrhythmus im Frequenzbereich des Atemrhythmus auch atemunabhängig ablaufen kann [s. (21), Abb. 9]. Hierbei können zwei oder mehrere Blutdruckschwankungen zwischen den mit Atemzügen synchronisierten vorkommen, ein nicht seltener Befund, der bisher offenbar darum wenig beachtet wurde, weil diese Blutdruckschwankungen nicht in die klassischen Einteilungsschemata einzuordnen sind („Wellen II. Ordnung = atemsynchrone Wellen"!). Solche Beobachtungen machen auch für die atemsynchronen vasomotorischen Schwankungen eine Erklärung durch einfache Irradiation vom Atemzentrum aus zweifelhaft.

Trotzdem war noch in allen vorhergehenden Beispielen, wenn eine zentrale Koordination überhaupt bestand, die Einwirkungsrichtung die vom Atem- zum Vasomotorenrhythmus. Daß diese Wirkungsrichtung nicht die einzig vorkommende ist, sei an einem weiteren Beispiel gezeigt. In Abb. 5 wird unter Succinylcholin ein Hund mit Sauerstoff stark hyperventiliert. Dabei bestehen große regelmäßige Blutdruckschwankungen, die zunächst wieder synchron mit den Phrenicusentladungen ablaufen. Infolge der Hyperventilation hören die Phrenicusentladungen schließlich auf. Vor dem Aufhören erfolgen sie dreimal mit der halben vorherigen Atemfrequenz, während die Blutdruckwellen in der alten Frequenz weiterlaufen. Dabei ordnen sich die Phrenicussalven in die gleiche Phase des Blutdruckrhythmus ein, mit der sie auch im Stadium der 1:1-Koordination zusammengefallen sind. Man könnte hier also ebensogut von blutdrucksynchroner Atmung wie von atemsynchronen Blutdruckwellen sprechen. Die Wirkungsrichtung hat sich umgekehrt: Der Atemrhythmus richtet sich nach dem Blutdruckrhythmus.

Die ganze Vielzahl der möglichen Wechselbeziehungen kann an dieser Stelle nicht gezeigt werden. Noch ein Beispiel, in dem verschiedene Formen der Koordination gleichzeitig auftreten, bringt Abb. 6. Hier wurde kurz vor Beginn der Registrierung Succinylcholin gegeben. Der Atemrhythmus, kenntlich an den Phrenicusentladungen, hat sich dabei stark verlangsamt. Zunächst laufen die Blutdruckwellen in der vor der Succinylgabe bestehenden Atemfrequenz weiter. Beim Einfallen der Phrenicussalven wird dann die Blutdruckrhythmik in der Phase verschoben, und es kommt über verschiedene Zwischenformen zur 2:1- und schließlich zur 1:1-Koordination. [Zur näheren Beschreibung solcher Übergangszustände s. (21).]

Alle die verschiedenen Koordinationsformen zwischen Atemrhythmus und vasomotorischen oder Herzfrequenzrhythmen besitzen starke Ähnlichkeit mit denen, die v. Holst im motorischen Bereich an den Flossenrhythmen von Medullafischen entdeckt und unter dem Begriff „relative Koordination" zusammengefaßt hat (17). Hier wie dort finden wir feste und gleitende Koordinationen, gegenseitige Überlagerung der Rhythmen, Beeinflussung der gegenseitigen Phase und Frequenz und ganzzahlige Frequenzverhältnisse. Dabei gelten offenbar im Bereich der vegetativen zentralen Rhythmen

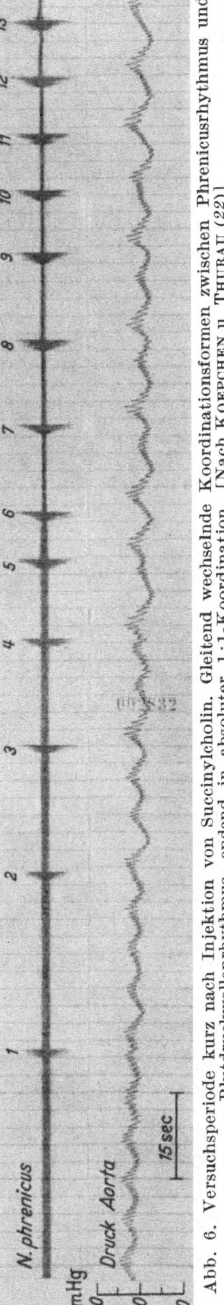

Abb. 6. Versuchsperiode kurz nach Injektion von Succinylcholin. Gleitend wechselnde Koordinationsformen zwischen Phrenicusrhythmus und Blutdruckwellenrhythmus, endend in absoluter 1:1-Koordination. [Nach Koepchen u. Thurau (22)]

dieselben Gesetze wie bei den Rhythmen in motorischen Zentren. Demnach
wäre die sehr häufig zu findende Synchronizität von Atem- und Kreislaufrhythmen als Ausdruck einer Synchronisierung zweier an sich selbständiger Rhythmen
aufzufassen. Am wachen Menschen wurden ganz ähnliche Erscheinungen relativer
Koordination zwischen Atem- und Blutdruckrhythmus von GOLENHOFEN und
HILDEBRANDT nachgewiesen (13). Unsere Analyse im Tierversuch macht es
wahrscheinlich, daß es sich auch dabei um den Ausdruck zentraler Koppelungen
handelt.

Die nächste Frage ist nun, ob wir die Wechselwirkungen, die wir zwischen den
Rhythmen beobachtet haben, als Wechselwirkungen zwischen den Zentren, also

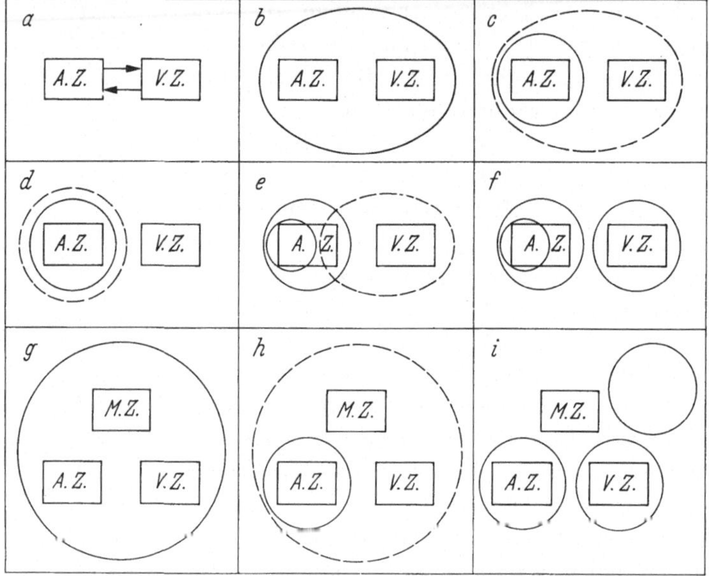

Abb. 7. Schematische Darstellung der zentralen Rhythmusbeziehungen, die sich aus den Versuchsergebnissen
ableiten. *A. Z.* = Atemzentren, *V. Z.* = Vasomotorische Zentren. *M. Z.* = Motorische Zentralgebiete. Die Kreise,
bzw. Ellipsen, sollen das Ausbreitungsgebiet der Rhythmen symbolisieren, die Rechtecke die für die Innervation eines peripheren Organsystems verantwortlichen Zentralgebiete. Dem eigentlichen Atemrhythmus übergeordnete Rhythmen sind gestrichelt angedeutet. Nähere Erklärung s. Text

etwa zwischen Atem- und Vasomotorenzentrum, ansehen dürfen. Dies wäre
schematisch nach der Art der Abb. 7a darzustellen, die den üblichen Schemata
der Wechselbeziehungen zwischen den Zentren entspricht. Es gibt jedoch viele
Befunde, nach denen wir eine andere Darstellungsweise für geeigneter halten
müssen. Zunächst sei der Fall der atemsynchronen Vasomotorik durch das
Schema 7b symbolisiert Der als Kreis angedeutete Rhythmus begreift beide
Zentren ein. (Diese schematische Darstellung ist eine rein funktionelle und soll
keinerlei Andeutungen über die anatomische Lage der betreffenden „Zentren"
geben. Es ist sehr wahrscheinlich, daß diese anatomisch nicht, wie in diesem
funktionellen Schema, voneinander getrennt sind, sondern sich mindestens
teilweise überlappen.) Betrachten wir weiterhin die bekannten Beispiele stark
periodischer Gruppenatmung, die mit großen Blutdruckwellen einhergeht. Diese
Wellen sind dabei mit einem dem Atemrhythmus übergeordneten Rhythmus
synchronisiert. Das sei in Schema Abb. 7c durch die beiden Kreise symbolisiert:

Ein Rhythmus (der eigentliche Atemrhythmus, kleinerer Kreis) herrscht im Atemzentrum, ein anderer (der der Atmung übergeordnete Rhythmus, größerer Kreis) herrscht im Atem- und Vasomotorenzentrum. Andererseits kann man eine stark periodische Atmung finden, ohne daß der Blutdruck entsprechende Schwankungen zeigt [s. (21), Abb. 12]. Hier wäre also auch der übergeordnete Rhythmus

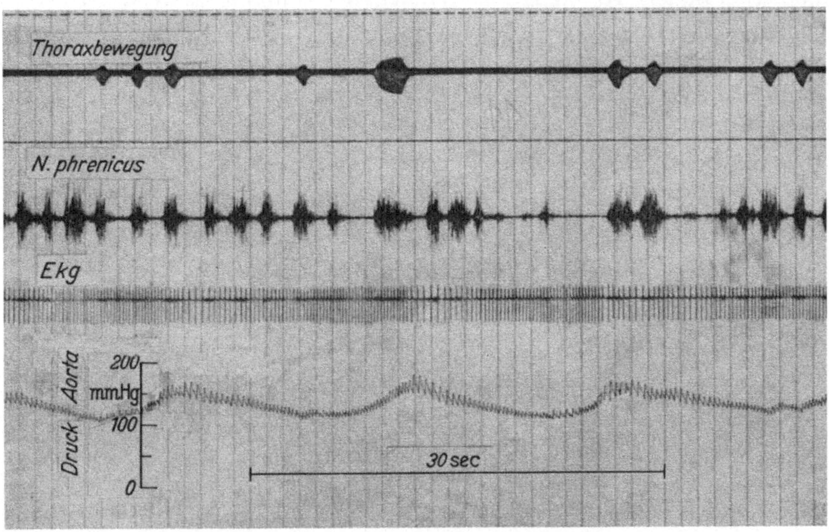

Abb. 8. Blutdruckwellen III. Ordnung bei unregelmäßiger periodischer Atmung. Die Frequenz der Phrenicussalven ist höher als die der Thorakalatmung. [Nach KOEPCHEN (21)]

nur in den Atemzentren lokalisiert (Schema Abb. 7d). Weiterhin kann auch der Fall eintreten, daß in *einem* System *verschiedene* Rhythmen auftreten, wie in Abb. 8. Hier finden wir zwei „Atemrhythmen", einen im N. phrenicus, einen

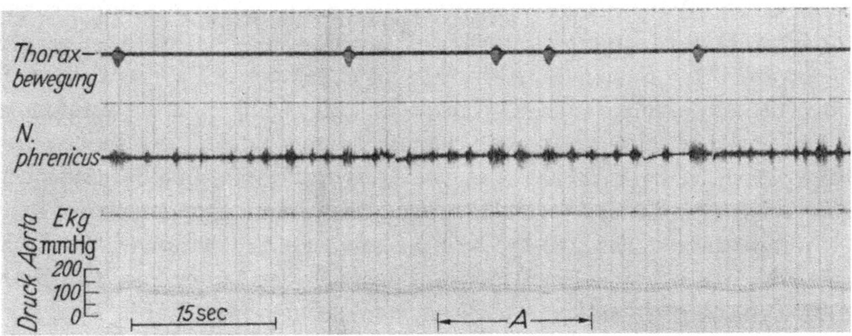

Abb. 9. Gleichzeitiges Vorkommen verschiedener Rhythmen in thorakaler Atmung, Phrenicussalven und Blutdruck. [Nach KOEPCHEN (21)]

anderen in der Thorakalatmung, während der Blutdruck synchron mit den Gruppierungen in der Thorakalatmung schwankt. Zwischen Phrenicusrhythmus und Thorakalatmung besteht insofern ein Zusammenhang, als die selteneren thorakalen Atemzüge stets von einer Phrenicusentladung begleitet sind. Das entsprechende Schema zeigt Abb. 7e. Dem einen Grenzfall der völligen Synchronisation (7b) steht der andere Grenzfall gegenüber, daß die Rhythmen in den Zentren fast völlig auseinanderfallen, wofür Abb. 9 ein Beispiel gibt. Hier schwankt der Blutdruck in einem Rhythmus, der von dem der Thorakalatmung verschieden ist, während die Phrenicussalven wieder einen anderen Rhythmus haben (Schema dazu: Abb. 7f). Der einzige Zusammenhang ist wieder das Zusammenfallen der seltenen thorakalen Atemzüge mit einer der Phrenicussalven. Auch andere benachbarte Zentralgebiete können mit vom „Atem"- oder „Vasomotorenrhythmus" ergriffen werden. Ein Beispiel dafür ist die Ableitung vom zentralen

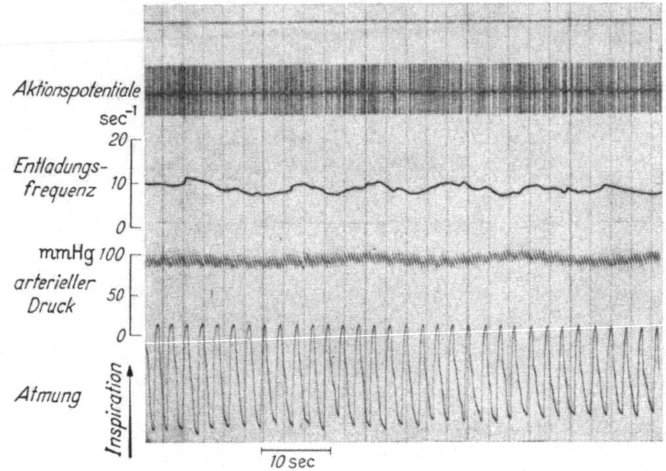

Abb. 10. Ableitung der Aktionspotentiale von einer einzelnen Ganglienzelle in der Medulla oblongata des Hundes. Rhythmische Schwankungen der Entladungsfrequenz, die nicht mit den Blutdruckschwankungen und den Schwankungen der Atemamplitude koordiniert sind

Stumpf des N. femoralis, dessen Aktivität deutlich im Atemrhythmus schwankte [s. (*21*), Abb. 28]. Atemsynchrones Kältezittern, Muskelbewegungen synchron mit langsamen Blutdruckschwankungen und ähnliche Erscheinungen aus dem motorischen Bereich sind seit langem bekannte weitere Beispiele. Diese Möglichkeiten sind in den Schemata Abb. 7g u. h angedeutet. Daß schließlich in den gleichen Zentralgebieten auch Rhythmen ablaufen können, die wir an den gerade von uns untersuchten peripheren Organsystemen nicht zu finden brauchen (Schema, Abb. 7i, Kreis rechts oben), sei durch die Ableitung der Aktionspotentiale eines Neurons aus der Formatio reticularis des Hundes demonstriert (Abb. 10). Die Entladungsfrequenz dieses Neurons schwankt rhythmisch 4—5mal pro Minute, ohne daß wir synchrone Schwankungen in der Atmung oder im Blutdruck wiederfinden können. Fassen wir die in den Schemata der Abb. 7 dargestellten Sachverhalte zusammen, so ergibt sich: Die Grenzen der Rhythmen und die Grenzen der Zentren fallen nicht zusammen. Die Koordinationsformen zwischen peripheren Rhythmen brauchen daher kein genaues Abbild der Wechselwirkungen gerade nur zwischen den jeweils zugehörigen Zentren zu sein, wenn man als „Zentrum" das Zentralgebiet definiert, aus dem die efferente Innervation für das entsprechende System stammt. (Die naheliegende Möglichkeit der teilweisen Identität der so definierten Zentren für verschiedene Organsysteme kann hier nicht näher diskutiert werden.) Vielmehr scheint in den hier in Frage kommenden Zentralgebieten, die nach unseren bisherigen Erfahrungen im Hirnstamm zu suchen sind, ein Nebeneinander verschiedener Rhythmen zu herrschen, die sich mehr oder weniger weit ausbreiten, synchronisieren oder auseinanderfallen können und sich nach den Regeln der „relativen Koordination" gegenseitig beeinflussen. Dabei bestehen gewisse örtliche Schwerpunkte [s. dazu (*3*)] und bevorzugte Frequenzbereiche, wobei in der Vasomotorik eine langsamere, in der Atmung eine schnellere Vorzugsfrequenz vorzuherrschen pflegt. [Über die Vorzugsfrequenzen beim Menschen s. (*13*).] Diese Art der rhythmisch schwankenden Aktivität in benachbarten oder möglicherweise gemeinsamen Zentren möchte ich als „gemeinsame zentrale Rhythmik" bezeichnen. Nach unseren Befunden sind die medullären „Kreislaufzentren" ein Teil dieses gemeinsam rhythmisch tätigen Substrates.

Kehren wir nun zu unserer eingangs gestellten Frage zurück, ob ein Teil dieser Kreislaufrhythmen Schwingungen im Regelkreis eines pressoreceptorischen Blutdruckstabilisatorsystems sind. Die Tatsache, daß, wie wir sahen, die Kreislaufrhythmen sich wie andere autonome zentrale Rhythmen in gleitenden Wechselwirkungen zur benachbarten Rhythmik befinden, machen diese Annahme bereits außerordentlich unwahrscheinlich. Fragen wir jedoch weiter, welche Rolle für die Rhythmusentstehung die pressoreceptorische Afferenz spielt, die ja nach den Rückkoppelungstheorien der Schwankungen für die Entstehung der Rhythmik entscheidend sein müßte. Hören z. B. die Traube-Heringschen Wellen auf, wenn man die Afferenzen von den Pressoreceptoren unterbricht? Dieses Experiment wurde bereits im Jahre 1933 von KRÜGER durchgeführt, und zwar unter derselben Fragestellung (*25*). KRÜGER ging damals von der Cyonschen Rückkoppelungstheorie aus. Wir haben diesen Versuch ebenfalls ausgeführt, indem wir bei einem Hund nach chronischer Sinusdenervierung unter Succinylcholin die Vagi gekühlt haben. Das Ergebnis war dasselbe wie bei KRÜGER, nämlich, daß die Wellen zwar in Amplitude und Frequenz etwas modifiziert wurden, jedoch weiterliefen. Bei der Kühlung der Vagi hoch am Hals dürfte auch die Mehrzahl depressorischer Afferenzen aus anderen als den klassischen Pressoreceptorengebieten unterbunden sein. Diese und viele andere Argumente [s. (*21*)], die hier nicht im einzelnen erörtert werden können, sprechen so stark gegen die Rückkoppelungstheorie der Schwankungen, daß wir diese für äußerst unwahrscheinlich halten. Demnach muß angenommen werden, daß die Schwankungen Ausdruck eines primär zentralnervösen Rhythmus sind.

Was aber ergibt sich für die Theorie der nervösen Kreislaufsteuerung, wenn die fast immer zu beobachtenden rhythmischen Schwankungen ein zentraler Eigenrhythmus sind? Um dies zu erläutern, sei hier eine Parallele aus der Atmungsphysiologie herangezogen. Auch hier wurde bereits früh ein Mechanismus der negativen Rückkoppelung in Gestalt der inspirationshemmenden Lungendehnungsafferenzen von HERING und BREUER (*16*) entdeckt. Jedoch zweifelt heute niemand mehr daran, daß der Atemrhythmus zentral entsteht und durch die nervöse Rückkoppelung nur modifiziert wird. Wollte man die Atemrhythmik in Analogie zu den Rückkoppelungstheorien für die Blutdruckwellen erklären, so müßte man die Atembewegungen als Ausdruck einer unvollkommenen Einregulierung der Atemmittellage durch die Lungenafferenzen bezeichnen. Dafür, daß dieses niemand ernsthaft tun wird, während man die analoge Möglichkeit für die Blutdruckschwankungen durchaus diskutiert, scheinen mir hauptsächlich die eingangs erwähnten teleologischen Überlegungen verantwortlich zu sein: Ein Rhythmus in der Atmung ist funktionell verständlich und notwendig, während für den Kreislauf die Konstanz der Größen in der Ruhelage als Funktionsziel eher einleuchtete.

Unabhängig von allen teleologischen Erörterungen müssen wir jedenfalls feststellen, daß das System der pressoreceptorischen Reflexe die rhythmischen Schwankungen des Blutdrucks offenbar weder hervorruft noch sie verhindert. Will man die Rhythmik nicht völlig außer acht lassen, so ist also eine Beschreibung auch des ruhenden Kreislaufs allein auf Grundlage der Regulation durch die Eigenreflexe nicht ausreichend. Andererseits ist es sicher, daß die Pressoreceptoren ständig Erregungen aussenden und damit extremen Abweichungen nach beiden Richtungen entgegenwirken. Da nun auch die rhythmischen Phänomene im Kreislauf, zumindest in der Ruhelage, fast immer anzutreffen sind, erhebt sich die allgemeine Frage, in welcher Weise Rhythmus und eigenreflektorische Steuerung zusammenwirken. Hieraus ergeben sich zwei einander ergänzende Gruppen konkreter Fragestellungen: Die erste ist die, wieweit die zentrale Rhythmik vom afferenten Zustrom abhängig ist. Die zweite, inwieweit der Ablauf der Reflexe von der zentralen Rhythmik beeinflußt wird. Beide Fragestellungen gehen ineinander über, wo wir es mit einem ständigen, „tonischen" reflektorischen Zustrom zu tun haben, wie es ja bei den pressoreceptorischen Afferenzen der Fall ist.

Betrachten wir zunächst die Abhängigkeit der Kreislaufrhythmik von den afferenten Zuströmen. Es ist z. B. möglich, das Verhalten rhythmischer Blutdruckschwankungen bei Kühlung der Vagi zu beobachten. Es gibt viele Fälle, in denen dabei die Blutdruckschwankungen reversibel verschwinden [s. (21), Abb. 13]. In anderen Fällen wiederum können sie gerade erst unter der Vaguskühlung auftreten und bei der Vaguserwärmung wieder verschwinden [s. (21), Abb. 14]. Schließlich kann sich auch die Koordinationsform der Rhythmen ändern, wenn man die vagalen Afferenzen unterbricht [s. (21), Abb. 41]. Aus dieser Verschiedenartigkeit der Befunde, zu denen man noch weitere hinzufügen kann [s. (21)], sind wahrscheinlich viele Kontroversen über die Gültigkeit der Rückkoppelungstheorien zu erklären. Wir können die Wirkung eines afferenten Zustroms auf die Rhythmik zunächst erst sehr allgemein beschreiben: Eine Änderung der afferenten Erregungsgröße, sei es eine Vermehrung oder eine Verminderung, kann einen bestehenden Rhythmus verschwinden lassen oder auch die Bedingungen herstellen, unter denen er auftritt. Dazu ein Beispiel (Abb. 11): In einem Versuch am Kaninchen unter Succinylcholin laufen regelmäßige Blutdruckwellen von genau halber Atemfrequenz ab. Injektion von Lobelin erzeugt eine zentrale Erregung über die Chemoreceptoren, erkennbar an der Verstärkung der Intensität der Phrenicussalven. Dabei verschwinden die rhythmischen Blutdruckschwankungen. Eine ähnliche Erscheinung aus einem anderen Frequenzbereich zeigt Abb. 12 von einer Ableitung der Aktionspotentiale einer einzelnen Nervenzelle in der Medulla oblongata des Hundes. Man erkennt hier rhythmische Schwankungen einer Frequenz von 1—2/sec, denen in Kreislauf oder Atmung keine entsprechenden rhythmischen Ereignisse zuzuordnen sind. Bei einem sensiblen Reiz, in diesem Falle Berührung der Cornea, verschwinden die rhythmischen

Schwankungen für einige Minuten, wobei eine schwach angedeutete Frequenz-schwankung im Atemrhythmus erkennbar wird. Ich möchte daher annehmen, daß weniger die *phasische*, sondern vielmehr die *tonische* Komponente des afferenten Zustromes für die Entstehung der zentralen Rhythmik von Bedeutung ist. Es wäre demnach in den Versuchen, wo bei Vaguskühlung die Rhythmizität ver-schwindet, nicht ein phasisches Schwanken der Afferenz Bedingung für die Rhythmusentstehung gewesen, son-dern schon allein das Bestehen des tonisierenden Zustroms.

Wenn wir die Pressorecepto-ren als eine Quelle tonisierender afferenter Zuströme auffassen, so sei an dieser Stelle an die vielen Befunde über die Einwirkung der Pressoreceptoren auf andere Sy-steme als den Kreislauf erinnert. Diese Wirkungen, die ebenfalls von E. Koch zuerst eingehender untersucht wurden (*20*), und die

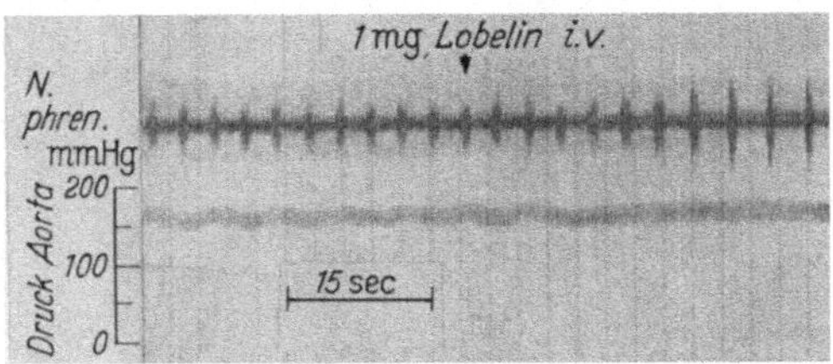

Abb. 11. Blutdruckwellen von genau halber Atemfrequenz. Nach Injektion von Lobelin Verstärkung der Phrenicus-salven und Verschwinden des Blutdruckrhythmus. Versuch am vagotomierten Kaninchen unter Succinylcholin. [Nach KOEPCHEN (*21*)]

man damals als „Irradiation" pressoreceptorischer Reflexe bezeichnet hat, werden häufig über der Betrachtung der Reflexwirkungen auf den Kreislauf vergessen. Durch den Ausdruck „Irradiation" wird eine nur sekundäre Rolle der

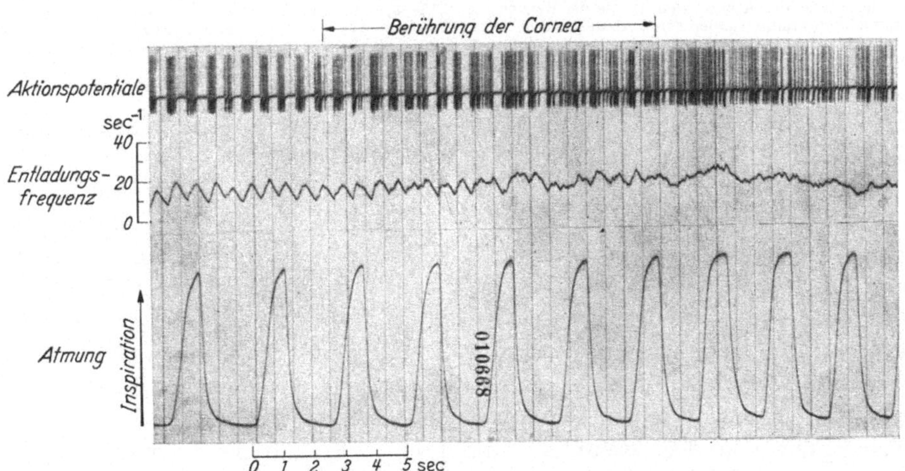

Abb. 12. Ableitung der Aktionspotentiale einer einzelnen Ganglienzelle in der Medulla oblongata des Hundes. Schnelle rhythmische Frequenzschwankungen, die unter sensibler Reizung verschwinden

„Nebenwirkungen" gegenüber den Kreislaufwirkungen ausgedrückt. Das Ausmaß der Beeinflussung auch anderer Systeme durch die Pressoreceptoren ist jedoch sehr eindrucksvoll. Es sei nur an die Hemmungen des Muskeltonus und die Dämpfung der cerebralen Aktivität erinnert, die man von den Pressoreceptoren aus erreichen kann (*4*, *20*, *33*). Es kann also durchaus in der allgemeinen hemmen-den Tonisierung eine ebenso wichtige physiologische Funktion des Pressorecep-

torensystems vorliegen. Wir kennen viele fördernde, das Zentralnervensystem
erregende Afferenzen, etwa die von der Schwerkraft unterhaltenen aus Gleich-
gewichtsorganen und Muskelspindeln, und die Afferenzen aus den Sinnesorganen,
die zum großen Teil erregend in die formatio reticularis einstrahlen. In dem
während des Lebens stets vorhandenen Pulsieren des arteriellen Druckes könnte
eine Energiequelle gegeben sein, von der aus über das pressoreceptorische System
eine den erregenden Afferenzen entgegenwirkende Hemmung dauernd aufrechterhalten wird. Da der Blutdruck ein empfindlicher Indicator für das Gleichgewicht
zentraler Hemmung und Erregung ist, kann die pressoreceptorische Innervation

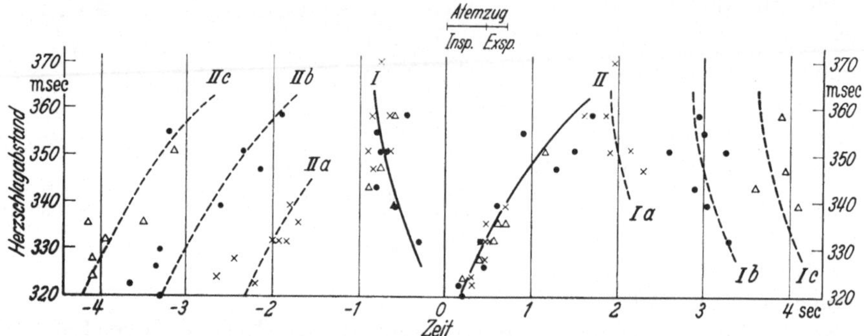

Abb. 13. Darstellung der atemrhythmischen Erregbarkeitsschwankungen im pressoreceptorischen Herzreflex-
bogen. Werte aus den Reizerfolgen von 40 Einzelreizen. Ordinate: Verlängerung des dem Reiz folgenden Herz-
schlagintervalls über den Ausgangswert von 320 msec. Abszisse: Zeitpunkt des Reizes, bezogen auf den Beginn
der vorhergehenden Inspiration (rechte Hälfte) bzw. auf den Beginn der folgenden Inspiration (linke Hälfte).
Jeder Meßwert erscheint sowohl im rechten wie im linken Teil des Bildes. Zeitpunkt 0: Inspirationsbeginn. Die
Dauer von In- und Exspiration sind über dem Diagramm angegeben. Unterteilung der Meßwerte in 3 Gruppen,
nach der Dauer der Atemzyklen, in die der Reiz fiel: × 2,15—3,15 sec; ● 3,15—4,15 sec; △ 4,15—5,15 sec. Die
eingezeichneten Linien geben den Verlauf der Reflexerregbarkeit im Atemzyklus an. Er entspricht: Bei den kurzen
Atemzyklen den Linien: IIa-I-II-Ia, bei den längeren IIb-I-II-Ib, bei den längsten: IIc-I-II-Ic. [Nach
Koepchen, Wagner u. Lux (23)]

schließlich auch als blutdruckstabilisierendes System betrachtet werden. Damit
wird jedoch nur eine Teilfunktion dieses Apparates erfaßt.

Der zweite Teil unserer oben aufgeworfenen Fragestellung ist das Problem der
Abhängigkeit der Reflexe von der zentralen Rhythmik. Hierüber besitzen wir
für die Kreislaufreflexe erst sehr wenig Anhaltspunkte. Wir haben in eigenen
Untersuchungen ein Beispiel analysiert, nämlich den pressoreceptorischen Herz-
reflex (23). Bereits ein einzelner elektrischer Reiz an einem Sinusnerven hat beim
Hund eine Herzverlangsamung zur Folge. Dabei fällt auf, daß die reflektorische
Herzverlangsamung nicht bei jedem Reiz eintritt und daß Reize unwirksam sind,
die in die Inspiration fallen. Eine systematische Austestung des Reizerfolges in
Abhängigkeit von der Atemphase ergibt eine rhythmische Schwankung der
pressoreceptorischen Reflexerregbarkeit im Atemrhythmus, wie sie durch das
Diagramm, Abb. 13, verdeutlicht wird. Es erfolgt also mit der Inspiration eine
Abnahme, mit Beginn der Exspiration eine Zunahme der Reflexerregbarkeit, die
auch während der Atempause erhalten bleibt. Kurz vor Beginn der nächsten
Inspiration nimmt die Reflexerregbarkeit wieder ab. Dieses Verhalten läßt sich
auch nach Ausschaltung der Atemmechanik nachweisen. Aus diesen Befunden
können wir entnehmen, daß auch die Umschaltstellen der pressoreceptorischen
Reflexe in die zentrale Rhythmik einbezogen sind. Da wir wissen, daß der Vagustonus reflektorisch von den Pressoreceptoren aus aufrechterhalten wird, wird aus

diesen Reflexversuchen auch die Entstehung der atemsynchronen Schwankungen des Vagustonus verständlich, die in der respiratorischen Herzarrhythmie ihren Ausdruck finden: Inspiratorisch ist die Reflexerregbarkeit vermindert, damit führt der gleiche afferente Zustrom zu einer geringeren Tonisierung des Vaguszentrums. Ebenso ergibt sich aus diesem Verhalten zwangsläufig die Tatsache, daß bei einem erhöhten reflektorischen Vagustonus das Ausmaß der respiratorischen Arrhythmie größer sein muß. Die Abhängigkeit der respiratorischen Arrhythmie vom Vagustonus ist bekannt und wurde auch in Untersuchungen am Menschen häufig bestätigt. Der hier vorliegende Mechanismus ist ein Beispiel für die Entstehung einer peripheren Rhythmik unter der Einwirkung eines afferenten tonisierenden Erregungseinstroms. Die naheliegende Vermutung, daß auch die vasomotorischen Tonusschwankungen im Atemrhythmus oder in anderen Frequenzen auf einem analogen Mechanismus beruhen, ist noch experimentell zu prüfen.

Die verschiedenen Befunde und Betrachtungen haben gezeigt, daß der Kreislauf schon in der Ruhelage als homoiostatisches, in jedem Augenblick durch die Pressoreceptoren eingeregeltes System nicht ausreichend beschreibbar ist. Vielmehr wirkt auf den Kreislauf außerdem eine rhythmische Eigentätigkeit der Zentren ein, die sich weder als Auswirkung eines Selbststeuerungsmechanismus noch als „Irradiation" vom Atemzentrum erklären läßt. Diese rhythmische Ruhetätigkeit der Kreislaufzentren ist nur ein Teil einer gemeinsamen Rhythmik in einem größeren Zentralgebiet.

Wenn die rhythmische Eigentätigkeit im Kreislauf im allgemeinen zwar auch ohne Willenseinwirkung oder bewußte Empfindung einhergeht, so stoßen wir doch hier schon im vegetativen Bereich auf Probleme, die uns auf höherer Ebene der zentralnervösen Steuerung wieder begegnen, nämlich die Fragen nach Grenzen und Zusammenhängen zwischen Spontantätigkeit und reflektorischer Steuerung und Regelung. Damit scheint mir auch eine Verbindung der erörterten Probleme zu der auf den ersten Blick sehr andersartig erscheinenden Thematik des zweiten Teiles dieses 5. Bad Oeynhauser Gespräches gegeben zu sein.

Literatur

1. ANREP, G. V., and E. H. STARLING: Central and reflex regulation of the circulation. Proc. roy. Soc. B. **97**, 463 (1925).
2. AVIADO, D. M., and C. F. SCHMIDT: Reflexes from stretch receptors in blood vessels, heart and lungs. Physiol. Rev. **35**, 247 (1955).
3. BAUMGARTEN, R. v., K. BALTHASAR u. H. P. KOEPCHEN: Über ein Substrat atmungsrhythmischer Erregungsbildung im Rautenhirn der Katze. Pflügers Arch. ges. Physiol. **270**, 504 (1960).
4. BONVALLET, M., P. DELL et G. HIEBEL: Tonus sympathique et activité électrique corticale. Electroenceph. clin. Neurophysiol. **6**, 119 (1954).
5. CYON, E. v.: Beiträge zur Physiologie der Schilddrüse und des Herzens. Pflügers Arch. ges. Physiol. **70**, 126 (1898).
6. —, u. C. LUDWIG: Die Reflexe eines der sensiblen Nerven des Herzens auf die motorischen der Blutgefäße. Ber. Verhandl. sächs. Akad. Wiss. **18**, 307 (1866).
7. DALY, I. DE BURGH, and E. B. VERNEY: The localisation of receptors involved in the reflex regulation of the heart rate. J. Physiol. (Lond.) **62**, 330 (1926/27).
8. DITTMAR, A., u. K. MECHELKE: Über die Regelung des Blutdrucks bei gesunden Menschen und Personen mit nervösen Herz- und Kreislaufstörungen. Dtsch. Arch. klin. Med. **201**, 720 (1955).
9. DITTMAR, C.: Ein neuer Beweis für die Reizbarkeit der centripetalen Fasern des Rückenmarks. Ber. Verhandl. sächs. Akad. Wiss. **22**, 18 (1870).

10. Doutheil, U., u. K. Kramer: Über die Differenzierung kreislaufregulierender Reflexe aus dem linken Herzen. Pflügers Arch. ges. Physiol. **269**, 114 (1959).
11. Drischel, H.: Die Meßfunktion biologischer Rezeptoren als regeltheoretisches Problem. Naturwissenschaften **40**, 496 (1953).
12. Frédericq, L.: Was soll man unter „Traube-Heringschen Wellen" verstehen? Arch. Anat. u. Physiol. **1887**, 351.
13. Golenhofen, K., u. G. Hildebrandt: Zur relativen Koordination von Atmung und Blutdruckwellen dritter Ordnung. Z. Biol. **112**, 451 (1961).
14. Hensel, H.: Biologische Regelungsvorgänge. Umschau Fortschr. Wiss. u. Tech. **54**, 289 (1954).
15. Hering, E.: Über Atembewegungen des Gefäßsystems. S.-B. Akad. Wiss. Wien, math.-nat. Kl. 2. Abt. **60**, 829 (1869).
16. —, u. J. Breuer: Die Selbststeuerung der Atmung. S.-B. Akad. Wiss. Wien, math.-nat. Kl. 2., Abt. **58**, 909 (1868).
17. Holst, E. v.: Die relative Koordination als Phänomen und als Methode zentralnervöser Funktionsanalyse. Ergebn. Physiol. **42**, 228 (1939).
18. Kment, H.: Das Problem biologischer Regelung und seine Geschichte in medizinischer Sicht. Münch. med. Wschr. **99**, 475 (1957).
19. Koch, E.: Die reflektorische Selbststeuerung des Kreislaufs. Dresden und Leipzig 1931.
20. — Die Irradiation der pressoreceptorischen Kreislaufreflexe auf das animale Nervensystem. Z. Kreisl.-Forsch. **24**, 251 (1932).
21. Koepchen, H. P.: Die Blutdruckrhythmik. Darmstadt 1962.
22. —, u. K. Thurau: Untersuchungen über Zusammenhänge zwischen Blutdruckwellen und Ateminnervation. Pflügers Arch. ges. Physiol. **267**, 10 (1958).
23. — P.-H. Wagner u. H. D. Lux: Über die Zusammenhänge zwischen zentraler Erregbarkeit, reflektorischem Tonus und Atemrhythmus bei der nervösen Steuerung der Herzfrequenz. Pflügers Arch. ges. Physiol. **273**, 443 (1961).
24. Kramer, K.: Die afferente Innervation und die Reflexe von Herz und venösem System. Verh. Dtsch. Ges. Kreisl.-Forsch. **25**, 142 (1959).
25. Krüger, K.: Ist der Sinus caroticus bei der Entstehung der Blutdruckwellen höherer Ordnung beteiligt? Z. Biol. **94**, 135 (1933).
26. Landgren, S.: On the excitation of the carotid baroceptors. Acta physiol. scand. **26**, 1 (1952).
27. Latschenberger, J., u. A. Deahna: Beiträge zur Lehre von der reflektorischen Erregung der Gefäßmuskeln. Pflügers Arch. ges. Physiol. **12**, 157 (1876).
28. Mayer, S.: Studien zur Physiologie des Herzens und der Blutgefäße. 5. Abhandlung: Über spontane Blutdruckschwankungen. S.-B. Akad. Wiss. Wien, math.-nat. Kl. 3. Abt. **74**, 281 (1876).
29. Mechelke, K., u. P. Christian: Vegetative Herz- und Kreislaufstörungen. In: Handb. d. inn. Med. Bd. 9, 4. Teil, S. 704. Berlin-Göttingen-Heidelberg: Springer 1960.
30. Mittelstaedt, H.: Regelung in der Biologie. In: Regelungsvorgänge in der Biologie. Beihefte zur Regelungstechnik. S. 16. München 1956.
31. Mühl, N., u. I. Scholderer: Reiz- und Erregungsbedingungen der Pressoreceptoren der Aorta im intakten Kreislauf. Pflügers Arch. ges. Physiol. **268**, 64 (1958).
32. Ranke, O. F.: Physiologie des Zentralnervensystems vom Standpunkt der Regelungslehre. München 1960.
33. Schulte, F. J., H. D. Henatsch u. G. Busch: Über den Einfluß der Carotissinus-Sensibilität auf die spinalmotorischen Systeme. Pflügers Arch. ges. Physiol. **269**, 248 (1959).
34. Stegemann, J.: Der Einfluß sinusförmiger Druckänderungen im isolierten Carotissinus auf Blutdruck und Pulsfrequenz beim Hund. Verh. Dtsch. Ges. Kreisl.-Forsch. **23**, 392 (1957).
35. —, u. M. Maggio: Die additive Wirkung der Führungsgrößen Hypoxämie und Muskelleistung auf die Regelung des Kreislaufs. Pflügers Arch. ges. Physiol. **265**, 541 (1958).
36. Wagner, R.: Über Regulationen im lebenden Organismus. Festrede Bayer. Akad. Wissensch. München 1950.
37. — Die Regulierung des Blutdrucks als Beispiel einer Regler-Einrichtung im Organismus. Naturwissenschaften **37**, 128 (1950).
38. — Beispiele und Probleme biologischer Regelung. Stuttgart 1954.
39. — Biologische Reglermechanismen. Z. Ver. deut. Ing. **96**, 123 (1954).
40. — Allgemeine Prinzipien der Regelung des Kreislaufs. Verh. Dtsch. Ges. Kreisl.-Forsch. **25**, 3 (1959).

Aus der Medizinischen Universitätsklinik (Ludolf Krehl-Klinik) Heidelberg

Formen und Bedeutung der Blutdruckregelung bei vegetativen Kreislaufstörungen

Von

K. MECHELKE

Mit 11 Abbildungen

Den Begriff Regelung verwendet man, wenn der vorgegebene Wert einer Größe fortlaufend — auf Grund von Messungen dieser Größe — durch Eingriff hergestellt und aufrechterhalten wird; d. h. die Regelgröße wird auf einen Sollwert eingestellt. Die Blutdruckregelung soll den normalen Druck im Dienst der ausreichenden Blutversorgung aller Organe und Gewebe aufrechterhalten. Sie verhindert also länger anhaltende Druckabweichungen sowohl unter Ruhebedingungen als auch bei zusätzlichen Kreislaufbelastungen.

Innerhalb des Regelbereiches kann der Sollwert der Regelgröße gegenüber Störungen (z. B. Temperatureinflüsse, Arbeit) festgehalten werden („Haltepunkt" des „Haltereglers"). Der wirkliche Sollwert des Blutdruckes ist jedoch nicht bekannt. So wird der häufigste Wert einer größeren Altersgruppe als Sollwert angesehen. Man könnte deshalb beim Menschen — als Lebewesen mit aufrechter Haltung — nicht nur den arteriellen Druck im Liegen, sondern auch mit gleichem Recht den im Stehen mit dem Sollwert gleichsetzen. Es ist daher zweckmäßig, nur vom Istwert zu sprechen.

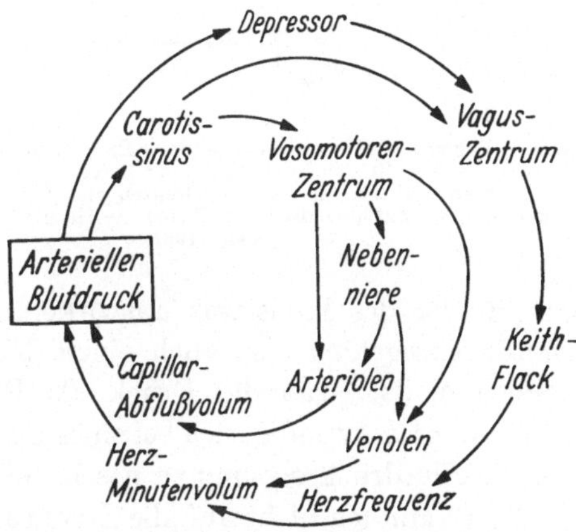

Abb. 1. Schema der Blutdruckregelung (modifiziert nach RANKE)

Eine modifizierte Darstellung dieses biologischen Haltereglers von RANKE (Abb. 1) zeigt, daß die Regelgröße Blutdruck bei vorgegebenem Elastizitätsmodul der Gefäße von dem Gleichgewicht zwischen zu- und abfließendem Volumen abhängig ist; d. h. zur Konstanthaltung des Blutdruckes wird ein Zustrom- und ein Abstromregler benötigt. Für die Abstromregelung wird der nervale vom hormonalen Teil unterschieden: Die Blutstrombahn ist Regelstrecke für den nervalen und ebenso Informationsleitungssystem für den hormonalen Teil der

Abstromregelung (Abb. 2). Auch das Herz wird als Stellglied der Zustromregelung in den Blutdruckregelkreis einbezogen und damit eine Vermaschung der Blutdruckregelung mit der Blutvolumenregelung deutlich.

Mit dem Blutdruck wird nur die Regelgröße für den arteriellen Teil des Blutkreislaufs gemessen. Im Organismus beeinflussen sich die verschiedenen Regelkreise jedoch ständig gegenseitig: „So setzt sich die Kreislaufregelung aus einer Fülle zwangsläufiger Forderungen und ihrer Befriedigung durch eine große Zahl von Reglern zusammen, die alle untereinander sowohl durch die Physik der Regelstrecke, wie durch nervöse und hormonale Verknüpfungen vermascht sind" (Ranke und Keidel 1961). Funktion und Wirkung jedes Regelgliedes sind sowohl von seinem (meist durch afferente Impulse kontrollierten) augenblicklichen Zustand, als auch von anderen Funktionen des Organismus abhängig. So kann der gleiche Erfolg der Regelung unter Umständen durch verschiedene Regelglieder erreicht werden.

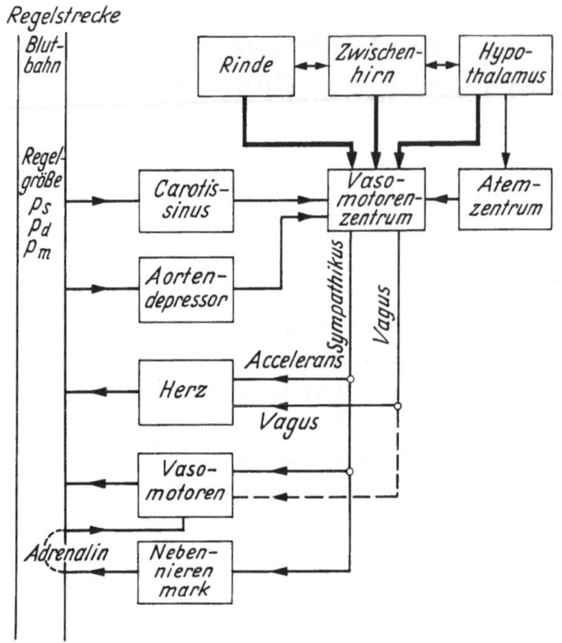

Abb. 2. Schema der Blutdruckregelung. Es bedeuten: p_s = systolischer p_d = diastolischer und p_m = mittlerer arterieller Blutdruck. Entnommen aus: Keidel, W. D.: Grenzen der Übertragbarkeit der Regelungslehre auf biologische Probleme. — Naturwissenschaften 48, 264ff. (1961)

Die Verknüpfung der Regelkreise verhindert einerseits die isolierte Prüfung eines Reglers, andererseits werden isolierte Störungen eines Reglers sich jedoch zwangsläufig auf die übrigen Regler des Kreislaufs auswirken. So gewinnt man bei einer Prüfung der Blutdruckregelung also auch einen Einblick in die Kreislaufregelung. Vorerst kann nur der arterielle Druck als Regelgröße fortlaufend gemessen werden; es ist daher notwendig, sich bei einer Beschreibung vegetativer Kreislaufstörungen auf die Blutdruckregelung zu beschränken.

Nun kann ich nicht auf alle Strukturen und Funktionen der Regelglieder eingehen; ich will nur an einigen Beispielen ihre Bedeutung für die Regelung zeigen.

Beginnen wir mit der Meßeinrichtung: Die im Blutdruckregelsystem bisher als Fühler bzw. Steuerkörper bekannten Receptoren (Carotissinus- und Aortendepressor) messen sowohl die absolute Höhe des Blutdrucks (p), als auch die Steilheit des Druckanstieges, also die zeitliche Druckänderung (dp/dt). Sie haben somit die gleichen Eigenschaften wie die Receptoren der Sinnesorgane (Keidel 1956). Auch die Impulsfolge der Carotissinusreceptoren zeigt nach schneller Erhöhung eines nicht pulsierenden Druckes (im Carotissinus-Präparat) die Grundform der Übergangsfunktion des PD-Steuerkörpers (P: Bestimmung des Absolutwertes) der zu messenden Größe bzw. der linearen Abweichung von einem vorgeschriebenen Sollwert; D: Bestimmung des ersten Differentialquotienten der Meßgröße nach der Zeit (Abb. 3) (LANDGREN 1952). Dabei sprechen die Receptoren des Carotissinus nicht direkt auf die Regelgröße selbst an, sondern auf die von ihr verursachten Spannungsänderungen der Arterienwand (HEYMANS 1955). Zwischen Arteriendruck und Wandspannung gilt die Beziehung S (Spannung) = P (Druck) × R (Radius) (BURTON 1952). Außerdem besitzen die Receptoren die noch schwer zu erklärende Fähigkeit, zwischen passiver Wandspannung und aktiver Tonuszunahme der Gefäßmuskulatur zu unterscheiden. Bringt man von außen auf den Carotissinus eine Substanz, die eine Tonusvermehrung der glatten Muskulatur bewirkt; z. B. Arterenol, so werden die Receptoren durch den gleichbleibenden Innendruck stärker erregt, obwohl die Wandspannung abnimmt (HEYMANS 1955).

Die Empfindlichkeit des Fühlers im Blutdruckregelkreis ist also durch nervale und humorale Einwirkungen verstellbar, d. h. der Übertragungsfaktor des Meß- bzw. Fühlergliedes kann verändert werden. Diese Fühlerempfindlichkeit wird um so niedriger, je höher der Sympathicustonus der Gefäßmuskulatur ist. Durch Einwirkung auf den Fühler können so Verstellungen des Blutdruck-Sollwertes bewirkt werden.

Im Regelkreis wirkt die geschilderte Beeinflussung der Fühlerempfindlichkeit durch den Tonus der Gefäßmuskulatur im Bereich des Receptors als sog. „Rückführung": ein efferenter Impuls, der den Vasokonstriktorentonus allgemein und auch lokal im Carotissinus erhöht, steigert gleichzeitig die Empfindlichkeit des Receptors und leitet die rückführende Gegenregelung ein, be-

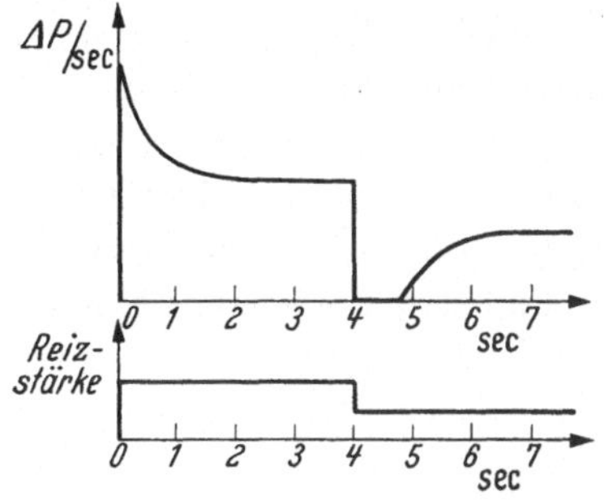

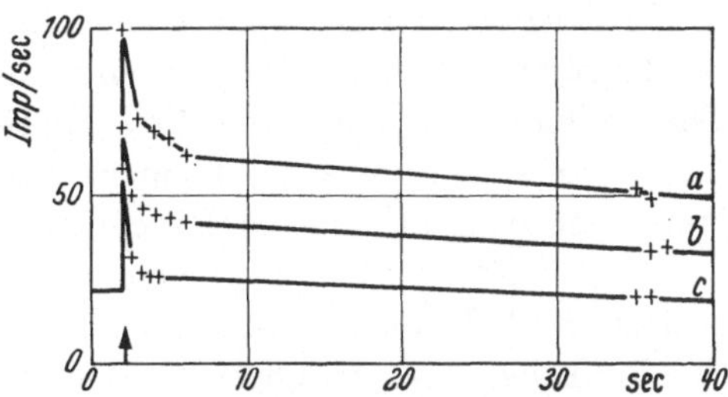

Abb. 3. Oberes Bild: Grundform der Übergangsfunktion des Einzelreceptors gegenüber Rechteckreiz: PD-Verhalten mit initialem Overshoot, Endwertanzeige und silent period. Reines P- und reines D-Verhalten sind Extremfälle des PD-Steuerkörpers, die sich durch besonders großen (D-Form) oder besonders kleinen (P-Form) Leckstoffwechsel auszeichnen (nach KEIDEL 1956)

Unteres Bild: Impulsfrequenz einer großen Druckreceptoreneinzelentladung als Antwort auf rasche Druckerhöhungen, die vom gleichen Ausgangsniveau zu verschiedenen Druckhöhen ansteigen. Der Druckanstieg beginnt beim Pfeil (2 sec nach Beginn). Registriert werden a) ein Druckanstieg von 110 zu 180 mmHg; b) von 110 zu 120 mmHg; c) von 110 zu 111 mmHg (nach LANDGREN 1952)

vor noch eine merkliche Drucksteigerung erfolgt ist, er verbessert also die Regelgüte. Die Wirkung entspricht einer direkt nerval vermittelten Einflußgradänderung der peripheren Steuerkörper (DRISCHEL 1952/53). Ob und inwieweit auch andere Informationen, die über kardiale und extrakardiale Receptoren übertragen werden, die Blutdruckregelung modifizieren, ist im einzelnen noch nicht bekannt (Übersicht: NEIL 1959; KRAMER 1959). Die vorherrschende Bedeutung der Baroreceptoren ist offensichtlich. Eine homöostatische Funktion der afferenten kardialen Impulse konnte bisher nicht gezeigt werden (SCHAEFER 1960).

Wir kommen zum Auswertesystem. Die Impulse der Pressoreceptoren wirken in Höhe der Medulla oblongata aktivierend auf den Tonus des Herzvagus, aber hemmend auf den allgemeinen Vasokonstriktorentonus. Die Zellgruppen des sog. Vasomotorenzentrums sind Teile des reticulären Systems. Dieses unspezifische System des Hirnstamms moduliert sowohl auf- wie absteigend das Erregungsniveau des Zentralnervensystems (Übersicht: Poeck 1959; Oberholzer 1959, 1960). Das medulläre Kreislaufzentrum wird zusätzlich von corticalen und hypothalamischen Kerngebieten sowie vom Atemzentrum beeinflußt. Alle kreislaufaktiven Areale besitzen eine Spontanaktivität, die durch intracorticale Verbindungen eine Förderung oder Hemmung erfahren kann.

Für die Blutdruckregelung haben — vom Standpunkt einer regeltheoretischen Interpretation — die kreislaufaktiven Zentren die Aufgabe eines „Auswertesystems", d. h. die vom Fühler (oder Steuerkörper) fortlaufend übermittelten Informationen über den momentanen Ist-Wert werden mit dem „Soll-Zustand" verglichen und etwa notwendige Korrekturbewegungen veranlaßt. Die Blutdruckregelung funktioniert jedoch auch ohne die höheren Abschnitte des Zentralnervensystems. Diese beeinflussen aber die Kreislaufregelung schon unter physiologischen Bedingungen: Von den Wirkmechanismen dieser Führungsgrößenaufschaltungen ist allerdings fast nichts bekannt (Kreidel 1961).

Vielleicht verweilen wir schon zu lange bei der „veränderten" Beschreibung der Regulationen. Der Kliniker wird fragen, ob hier wirklich nur eine neuartige Beschreibung von Vorgängen bzw. Einrichtungen des Organismus gegeben wrid, die wir an sich schon lange kennen. Oder erbringt die Systemanalyse des Kreislaufs nach dem Prinzip der Regelung tatsächlich neue Begriffe, die den Dingen besser gerecht werden als frühere Beschreibungen (Katsch)? Niemand wird bestreiten, daß man die Leistungen der Regler ohne eine vollständige Kenntnis der Funktion ihrer biophysikalischen Teilglieder beschreiben kann. Die boobachteten Leistungen gestatten wiederum Rückschlüsse auf das Wirkungsgefüge. „Auch wenn daher einzelne Teile des Regelkreises anatomisch noch nicht aufgefunden sind, kann sein Vorhandensein aus der Wirkung erschlossen werden ...". Leere Kästchen in den Blockschaltbildern lassen uns die Lücken unserer Kenntnisse erkennen (Ranke und Keidel). Wert und Bedeutung der neuen Betrachtungsweise sind also davon abhängig, ob die Leistung eines Reglers mit geeigneten Prüfungsmethoden erfaßt werden kann.

Der Ablauf eines Regelvorganges nach einer Abweichung der Regelgröße von ihrem Sollwert wird vom Zeitverhalten sowie von den Übertragungsfaktoren (Empfindlichkeit) der einzelnen Glieder des Regelkreises bestimmt. Will man einen Regler auf sein Zeitverhalten prüfen, dann wird absichtlich eine plötzliche, sprunghafte Störung gesetzt. Beim Menschen kann durch schnellen Lagewechsel eine annähernd sprungförmige Abweichung der Regelgröße „Blutdruck" von ihrem Sollwert erzwungen werden. Normalerweise wird der abfallende Druck auf einen nahe dem Ausgangsdruck liegenden Wert zurückgeführt. Registriert man diese Rückführung der Regelgröße „Blutdruck" während der sprungförmigen Abweichung, so erhält man die Übergangsfunktion, deren Form für die Beurteilung der Regelgüte maßgebend ist (Dittmar und Mechelke 1955).

Abb. 4 zeigt Beispiele der bei Gesunden und Patienten mit vegetativen Herz- und Kreislaufstörungen beobachteten Formen der Übergangsfunktion des Blutdruckregelsystems. Es ergeben sich gleiche Einschwingformen, wie sie von technischen Regelkreisen bekannt sind.

Die Blutdruckregelung ist statisch und dynamisch stabil, wenn keine erhebliche Sollwertverstellung und keine Schwingungen anwachsender oder fortlaufender Art auftreten. Der aperiodisch gedämpfte Ausgleichsvorgang bildet die kleinste Regelfläche. Hier besteht eine optimale Güte der Blutdruckregelung (Abb. 4a).

Wird unter aperiodischer Dämpfung die Regelgröße auf einen erheblich vom Sollwert abweichenden Haltewert eingestellt, dann entspricht dieser Befund einer statischen Labilität (Abb. 4b).

Der Ausgleichsvorgang (Abb. 4c) zeigt eine periodisch gedämpfte Einschwingform bei dynamischer Stabilitätsgrenze der Blutdruckregelung. Die Regelfläche ist im Vergleich zum stabilen Ausgleichsvorgang vergrößert.

Die Einschwingform 4d ist für die dynamisch labile Blutdruckregelung charakteristisch. Die dynamische Stabilitätsgrenze ist überschritten. Die Dämpfung des Blutdruckregelsystems ist unzureichend. Die Regelfläche ist unendlich.

Somit ergibt die Analyse der Übergangsfunktionen zwei Grundformen der instabilen Blutdruckregelung: die dynamische und die statische Labilität. Dabei sind zwei Tatsachen wichtig: Beide Grundformen der labilen Druckregelung treten bei verschiedener Ruheausgangslage des Kreislaufs auf. Sie können auch gleichzeitig vorkommen.

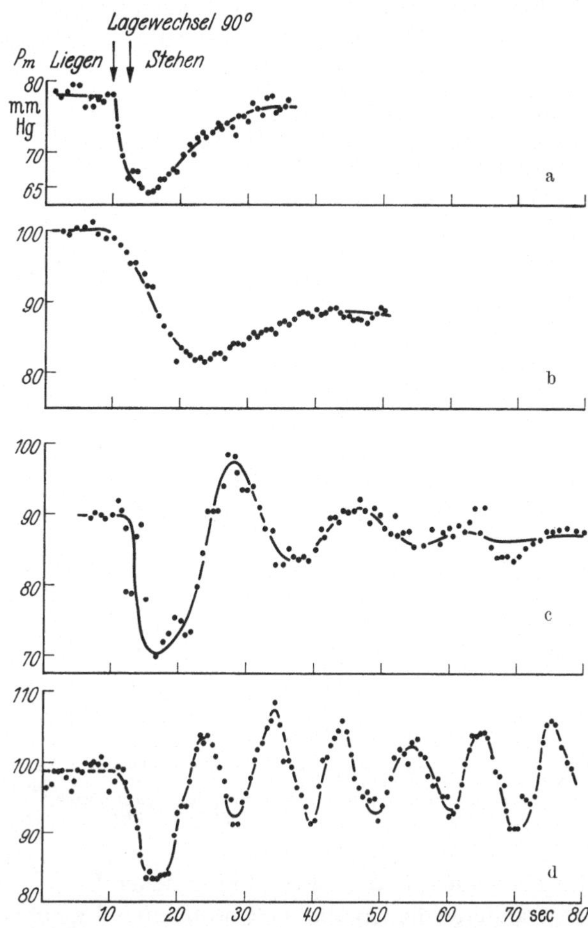

Abb. 4. Charakteristische Beispiele der Einschwingformen des Blutdrucks nach schnellem Lagewechsel [Übergangsfunktion p_m (t)]. — Erste Reihe a: Einschwingvorgang aperiodisch gedämpft, stabile Regelung. — Zweite Reihe b: Einschwingungsvorgang aperiodisch gedämpft, erhebliche Abweichung des Haltewertes vom Sollwert, statisch-labile Druckregelung. — Dritte Reihe c: Periodisch gedämpfter Einschwingvorgang, dynamische Stabilitätsgrenze. Vierte (untere Reihe) d: Laufende Schwingungen, dynamisch labile Blutdruckregelung. — Die registrierten Kurven wurden auf eine einheitliche Abszisse und Ordinate umgezeichnet. Dabei wurde die Störung auf gleiche Zeit bezogen. Abszisse: Zeit in Sekunden, Ordinate: arterieller Mitteldruck mmHg

Wenn hier — in Abweichung von der technischen Nomenklatur — der periodisch gedämpfte Einschwingvorgang als Stabilitätsgrenze und laufende Schwingungen als dynamisch labil bezeichnet werden, so sollen damit die kontinuierlichen Übergänge von der Stabilität zur dynamischen Labilität zusammengefaßt, sowie die mögliche Entgleisungsrichtung angedeutet werden: Bei Patienten mit periodisch gedämpftem Einschwingvorgang werden — bei längerer orthostatischer Belastung — häufig laufende Schwingungen gesehen. Wenn laufende Schwingungen anwachsen, kann sich der sympathicovasale Anfall entwickelt, d. h. die Regelung versagt — analog zur Technik — in dem als instabil bezeichneten Sektor.

Bei der Frage nach Wert und Bedeutung einer regel-theoretischen Betrachtung funktioneller Abläufe in Organsystemen wird zweierlei deutlich: Einmal hat die

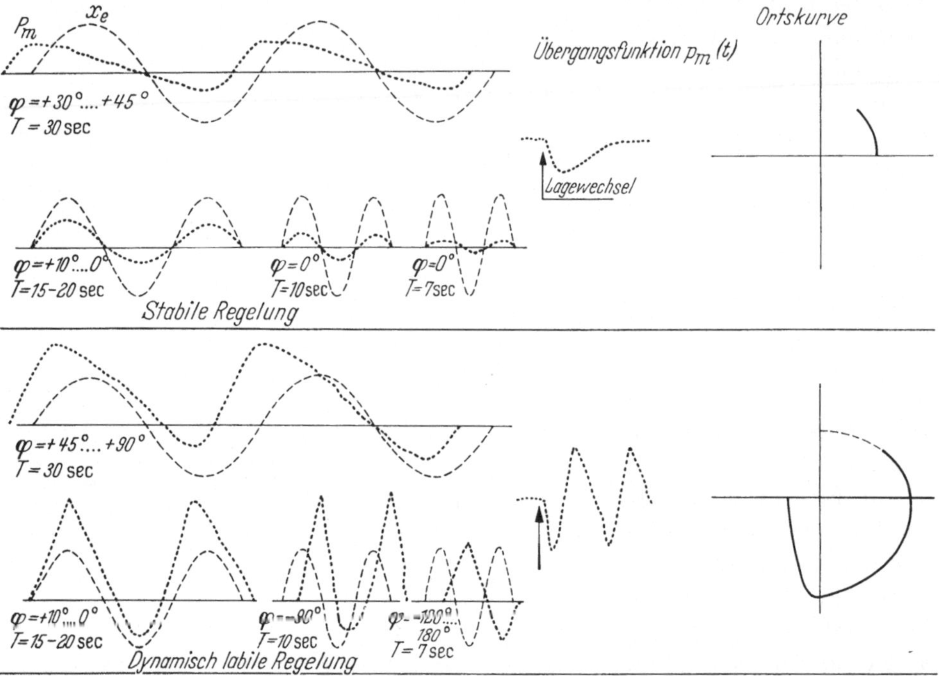

Abb. 5. Schematische Darstellung zur Frequenzganganalyse des Blutdruckregelsystems beim Menschen. Es bedeuten: P_m = arterieller Mitteldruck; x_e = erregende Schwingung; ϱ = Phasenwinkel zwischen Eingangs- und Ausgangsschwingung; T = Schwingungsdauer (sec); Ortskurve = Störortskurve des geschlossenen Regelkreises. Erklärung s. Text

Regelungstheorie die Entwicklung neuer Untersuchungsverfahren angeregt und zum anderen haben die so gewonnenen Ergebnisse zu einer neuen Einteilung vegetativer Kreislaufstörungen geführt.

Bleiben wir aber zunächst bei der Systemanalyse: Zur Beurteilung des Regelvorganges kann man außer der Übergangsfunktion auch den Frequenzgang des Reglers untersuchen. Dabei wird der Fühler durch sinusförmige Schwingungen erregt. Die erzeugten Eingangsschwingungen werden mit den Schwingungen der Ausgangsglieder verglichen. Aus der zeitlichen Differenz zwischen beiden Schwingungen und ihren Amplituden können die Konstanten des Systems berechnet werden. Den Abstand der beiden Schwingungen bezeichnet man als „Phasenwinkel". Eilt die Ausgangsschwingung der Eingangsschwingung nach, so ist der Phasenwinkel negativ, im umgekehrten Fall positiv.

In unseren Versuchen am Menschen haben wir als Eingangsschwingungen sinusförmige Änderungen der Körperlage — vom Liegen zum Stehen — erzeugt und diese mit arteriellen Druckschwingungen verglichen. Die nächste Abbildung zeigt eine schematische Darstellung der Ergebnisse (Abb. 5). Bei stabiler Blutdruckregelung läuft bei niedrigen Frequenzen die erzwungene der erregenden Schwingung voraus, d. h. der Phasenwinkel ist positiv. Verkürzt man die Schwingungsdauer, so verschwindet der Voreilwinkel: bei etwa 20 — 15 sec Schwingungsdauer besteht Phasengleichheit. Diese bleibt bis zu den höchsten — von uns untersuchten — Frequenzen (Schwingungsdauer 7 sec) erhalten. Die Blutdruckamplituden sind klein und ändern sich kaum.

Für die dynamisch labile Druckregelung ergeben sich folgende Abweichungen:

1. Bei niederen Frequenzen ist der Voreilwinkel größer.

2. Während der Phasengleichheit tritt bei einigen Patienten eine Amplitudenvergrößerung auf.

3. Bei höheren Frequenzen tritt ein negativer Phasenwinkel auf. Bei 10 sec Schwingungsdauer beträgt der Phasenwinkel $-90°$. Auch dabei ist manchmal eine erneute Amplitudenvergrößerung zu beobachten.

4. Während der ganzen Untersuchung sind die Blutdruckschwingungen etwa doppelt so groß wie bei stabiler Regelung.

Wir fragen nach der Bedeutung der Befunde: Mit der Phasenverschiebung wird die Schwingungsfähigkeit des Systems erneut demonstriert; — die Einschwingvorgänge hatten sie uns ja bereits gezeigt. — Darüber hinaus können wir den 10 sec-Rhythmus als eine kritische Frequenz des Systems definieren: Bei dieser Schwingungsdauer beträgt der negative Phasenwinkel $-90°$, und die Druckamplituden sind etwas überhöht. Wir wissen, daß bei allen schwingungsfähigen Systemen die Schwingungen besonders leicht im Bereich der kritischen Frequenz angestoßen werden können. Dabei muß die erregende Schwingung nicht mit der kritischen Frequenz übereinstimmen.

Bei dynamisch labiler Regelung ist der gesamte Erregungsumlauf im Regelkreis — also der Verstärkungsfaktor — verändert. „Der Verstärkungsfaktor gibt also an, mit welcher Intensität das System einer Störung entgegenwirkt oder einer Führungsgröße Folge leistet" (VOSSIUS). Bei verändertem Verstärkungsfaktor entstehen die steileren und größeren Druckschwingungen sowie die beobachteten Phasenverschiebungen.

Was bedeuten nun diese Ergebnisse der Systemanalyse für den Kliniker? Welchen klinischen Wert hat die vorgetragene Systematik? Wir wollen darauf mit zwei Thesen antworten.

1. Die beiden Grundformen der labilen Druckregelung entsprechen nur einer gestörten Partialfunktion; sie können aber als Indicator einer umfassenderen Allgemeinstörung aufgefaßt werden. Nahezu alle begleitenden Funktionsanomalien sind Ausdruck einer labilen vegetativen Gesamtverfassung.

2. In die pathogenetische Erklärung der beiden Grundformen kann diese Symptomatologie einbezogen werden; ja sie fördert oder ermöglicht auch das Verständnis anderer vegetativer Symptome.

Für die statisch labile Druckregelung erübrigt sich eine eingehende Erörterung der ersten These. Sie entspricht der hypotonen (und hypodynamen) Regulationsstörung. Für eine Darstellung unter dem Gesichtspunkt der Regelung bedeutet dies, daß die pathogenetischen Faktoren der hypotonen Regulationsstörung auch die statische Labilität verursachen: Sie verändern den Übertragungsfaktor der

Stellglieder der Blutdruckregelung [mangelnder venöser Rückfluß (verminderter
Muskelinnendruck, Venenerweiterung, Herabsetzung des reflektorischen Veno-
motorentonus) und unzureichender Ausgleich durch arterielle Vasoconstriction].

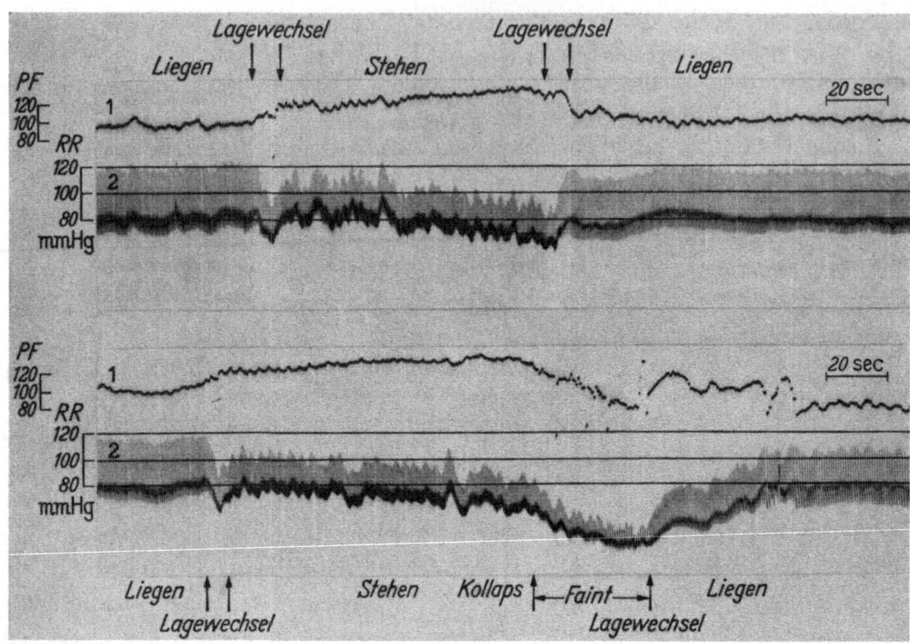

Abb. 6. Pat. W. A., 32 Jahre. 1. Pulsfrequenz. 2. Blutdruck. — Obere Kurve: hypotone Regulationsstörung. Die
untere Kurve zeigt eine zweiphasige Kreislaufumstellung. Zunächst kommt es über eine Sympathicuserregung
zu einer Tachykardie. Trotzdem kann ein weiterer Druckabfall nicht verhindert werden. Erst dann nimmt die
Herzschlagfolge plötzlich ab. Dieses Frequenzverhalten ist ein Symptom für die vagovasale Syncope (Faint),
die bei orthostatischen Blutverteilungsänderungen auftritt und die Sympathicuserregung unterbricht

Der arterielle Druck bleibt erniedrigt, wenn die Minutenvolumenabnahme im
Stehen nicht durch Erhöhung des peripheren Strömungswiderstandes ausgeglichen

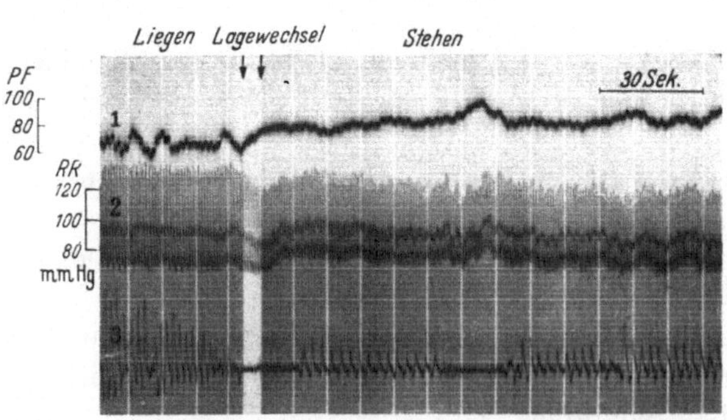

Abb. 7. Pat. O. W., 31 Jahre (stabile Blutdruckregelung).
1. Pulsfrequenz; 2. Blutdruck; 3. Atmung

werden kann. Bei anhal-
tender Minutenvolumen-
abnahme versagt schließ-
lich die Druckregelung,
sobald ihr Regelbereich
unterschritten wird; es
kommt zum orthostati-
schen Kollaps (Abb. 6 u. 7).
Die hämodynamischen
Befunde erklären die be-
grenzte körperliche Lei-
stungsfähigkeit des Pa-
tienten (Tab. 1).

Ich kann zur Besprechung unserer Thesen für die zweite Grundform der
labilen Druckregelung übergehen: Mit „dynamischer Labilität" wird eine neue
Bezeichnung für die sehr ausgeprägten rhythmischen Blutdruckwellen höherer

Ordnung gegeben, die bei Patienten mit vegetativen Kreislaufstörungen schon in Ruhe oder nach einer Störung des Blutdruckregelsystems (passiver Lagewechsel, körperliche Arbeit, Valsalvascher Preßversuch) auftreten (Abb. 8). Auch bei Gesunden finden sich bei fortlaufender Aufzeichnung des Blutdrucks im Liegen einzelne oder auch mehrere Blutdruckwellen, die als schneller Typ der Wellen dritter Ordnung, Traube-Hering-Mayer-Wellen (THM-Wellen) oder 10 sec-Rhythmus des Blutdrucks bekannt sind (WAGNER und SCHRÖCKSNADEL 1942; MATTHES 1951; STEINMANN, RICKENBACH und GIANOLI 1953). Für die spontanen

Tabelle 1

Statisch labile Blutdruckregelung = hypotone Regulationsstörung

bei vermindertem venösen Rückfluß → reduziertem Minutenvolumen (verminderter Muskelinnendruck, Venenerweiterung. Herabsetzung des reflektorischen venomotoren Tonus).

Symtome:

a) *Allgemein:* geringere Leistungsfähigkeit, verminderter Antrieb (müde, erschöpft), vermehrtes Schlafbedürfnis.

b) *Hämodynamisch bedingt:* Verminderte körperliche Leistungsfähigkeit, Kollaps-Ohnmacht.

c) *Lokal:* Akrocyanose der kalten Extremitäten, vermehrte Schweißsekretion, nervöses Atmungssyndrom, gastro intestinale Störungen.

Blutdruckwellen (THM-Wellen) wird übereinstimmend eine zentralnervöse Genese diskutiert. Bei ihrer extremen Ausprägung in Form der dynamischen Labilität kann die zentralnervöse Erklärung durch klinische Befunde gestützt werden: Mehr als die Hälfte der Patienten mit einer deutlichen dynamischen Labilität im

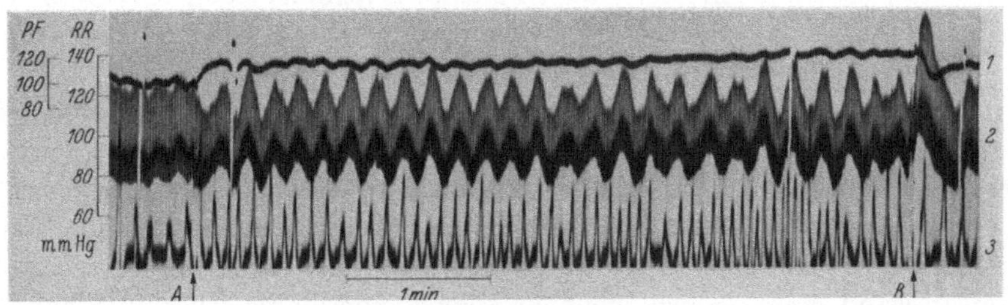

Abb. 8. Pat. E. N., 42 Jahre. Dynamisch labile Blutdruckregelung. 1. Pulsfrequenz; 2. Blutdruck; 3. Atmung. A—B ortho-statische Belastung

Blutdruckregelsystem haben ein auffälliges Elektrencephalogramm. Der Grundrhythmus ist deutlich unregelmäßiger (frequenzlabiler), es besteht eine „Dysrhythmie" (hohe, langsame Schwankungen von wechselnder Frequenz in einem schon an sich unregelmäßigen Grundrhythmus), gelegentlich treten einzelne 7 Hz-Gruppen auf. Zum elektrencephalographischen Befund gehören das "syndrom d'hyperexcitabilité neuronique" (GASTAUT 1950) und schließlich häufige hochfrontale „α-Wellen" (SCHÜTZ und MÜLLER 1951). Dieser Grenzbefund wird abnorm, wenn die Dysrhythmie noch stärker ausgeprägt ist und zusätzlich eine vermehrte β-Aktivität oder hypersynchrone Ausbrüche mit und ohne sharp waves schon in Ruhe oder nach Hyperventilation beobachtet werden. In wechselnd starker Ausprägung wurde dieser elektrencephalographische Befund bei über 50% der Patienten gleichzeitig mit der dynamischen Labilität der Blutdruckregelung festgestellt. Je länger die dynamische Labilität bestand und je stärker sie ausgeprägt war, um so deutlicher waren die elektrencephalographischen Veränderungen (Krump, Mechelke et al. 1956).

Diese häufige Korrelation des elektrencephalographischen Befundes mit der dynamischen Labilität der Blutdruckregelung erlaubt vielleicht folgenden Rückschluß:

Es besteht eine Instabilität des cerebralen Aktivitätszustandes. Bestimmte Feldeigenschaften neuronaler Verbände, wie z. B. unzureichende Erregungsbegrenzung, sind allerdings nicht identisch mit dem zentralnervösen Korrelat, das die mangehafte Dämpfung im Blutdruckregelsystem bewirkt. Es kann nur vermutet werden, daß sich bei abnormen zentralnervösen Verhältnissen der Verstärkungsfaktor des Blutdruckregelsystems und dadurch auch das Verhältnis von Lauf- zu Übergangszeit ändern. Dies wird zwangsläufig die Güte der Regelung beeinflussen, d. h. stabile Regelungen der Kreislaufgrößen sind nur bei in sich ausgeglichenem und geordnetem (erhöhtem, mittlerem oder erniedrigtem) zentralnervösen Erregungszustand gewährleistet (Wagner 1954). Bei erhöhtem — sowie labilem — cerebralen Aktivitätszustand müssen auch nerval vermittelte Einflußgradänderungen der peripheren Steuerkörper diskutiert werden.

Eine andere Genese der spontanen Blutdruckwellen wäre folgendermaßen denkbar: Der vasokonstriktorische Anteil des Vasomotorenzentrums unterliegt einer rhythmischen Beeinflussung durch das Atemzentrum (Barron 1949). Dieser Einfluß soll die Blutdruckschwankungen hervorrufen. Am Blutdruckregler würde dann eine „Führungsgröße" angreifen, die den Sollwert periodisch verstellt. Für diese Deutung wäre zu fordern, daß die kritische Frequenz des vermaschten Blutdruckregelsystems mit der Frequenz eines zentralnervösen Rhythmus übereinstimmt. Unsere Befunde bei dynamisch labiler Druckregelung sprechen aber gegen eine derartige Steuerung.

Bei unseren Patienten mit dynamisch labiler Druckregelung sind auch andere vegetative und animalische Funktionen gestört, die gleichfalls durch reticuläre Areale beeinflußt werden: So das Schlaf-Wachverhalten, die Psychomotorik und die Thermoregulation (Tab. 2). Auch bei der Verarbeitung von Sinnesreizen, Antrieben und Erlebnissen treten überschießende Reaktionen auf. Der vermehrte Energieaufwand steht jedoch meist in keinem adäquaten Zusammenhang mit biologischen Bedürfnissen. Die Instabilität des zentralnervösen Erregungszustandes erklärt also nicht nur die dynamische Labilität der Druckregelung, sondern auch die übrige vegetative Symptomatik und die Beschwerden des Patienten. Das Vasomotorenzentrum in der Medulla ist zwar die höchste Instanz

Tabelle 2. *Dynamisch labile Blutdruckregelung bei zentralnervöser Instabilität und erhöhtem cerebralen Aktivitätszustand*

Symptome:
    a) Vermehrte Aktivierung des sympathischen Systems (Unruhe, Erregung, Spannung).
    b) Störung der rhythmischen Ordnung des Organismus (Schlaf, Leistung, Temperatur).
    c) Krisenhafte Verstärkung der Beschwerden (sympathicovasale Anfälle).

für die Blutdruckregelung, für die Korrelation des Blutdruckreglers mit anderen Regelsystemen (Thermoregulation, Stoffwechsel, Atmung) ist es aber dem Zwischenhirn untergeordnet. Dort erfolgt die Abstimmung der verschiedenen Regelkreise unter dem übergeordneten Gesichtspunkt der Lebenserhaltung (WAGNER 1954).

In dieser Diskussion über die Pathogenese der Blutdruckschwingungen wurde der Begriff Rhythmus nicht übergangen. Man kann die Blutdruckwellen als Rhythmus beschreiben, sie aber auch als Schwankungen im Blutdruckregelsystem analysieren. Rhythmik und Regelung haben Gemeinsames: Auch beim Rhythmus begegnen wir dem Prinzip der fallenden Kennlinie und der Systemschaltung von mehreren, mindestens aber zwei Funktionen. Diese beiden Funktionen: Zellstoffwechsel und Permeabilitätsänderungen der Membran nach fallendem Kennlinienbild sind bei rhythmenbildenden Zellgruppen auf eine einzelne Zelle beschränkt (KEIDEL). Regelglieder dagegen befinden sich in verschiedenen Organen.

Wir kommen zur letzten Gruppe der vegetativen Kreislaufstörungen. Hier werden die Patienten zusammengefaßt, bei denen gleichzeitig eine dynamisch und statisch labile Druckregelung besteht (Abb. 9). Bei ihnen findet sich ebenfalls häufig eine abnorme hirnelektrische Aktivität, die bei Patienten mit statischer Labilität allein vermißt wird. Die klinische Symptomatik dieser Patienten weist sowohl die Züge der einen als auch der anderen Grundform der labilen Druckregelung auf.

Die Beschwerden der hypotonen Regulationsstörung sind mit denen der zentralnervösen Instabilität verknüpft. Die ohnehin leistungsbegrenzten, schnell erschöpften Patienten klagen dann zusätzlich über lästige Unruhe, innere Spannung, vermehrte Erregung sowie Schlafstörungen. Im Sinne eines circulus vitiosus wird die zentralnervöse Instabilität und Übererregbarkeit die geringere Leistungsfähigkeit dieser Kranken weiter einengen. Infolgedessen führen schon kleine Mehrbelastungen zum Versagen.

Schließlich kann die Pathogenese der dynamisch labilen Druckregelung auch zur Deutung der vegetativen Anfälle und der paroxysmalen Beschwerden und Symptome herangezogen werden. Nur bei dynamisch instabiler Regelung erfolgen spontane krisenartige Entgleisungen. Sympathicovasale Anfälle werden ausgelöst, wenn

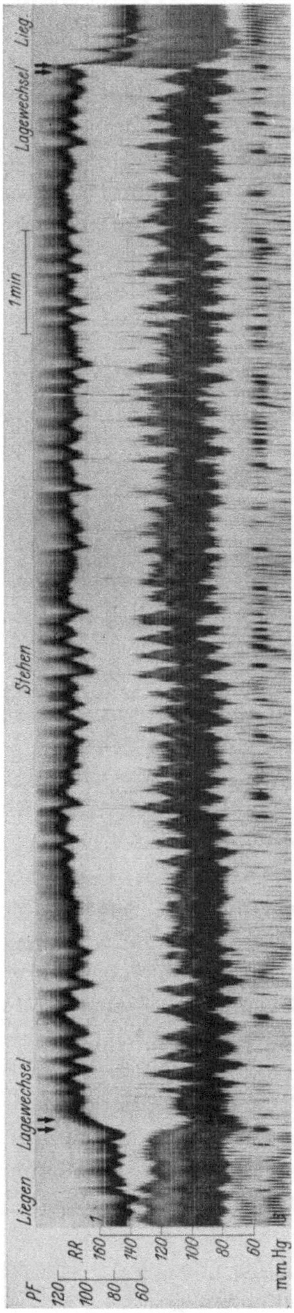

Abb. 9. Pat. A. Sp., 28 Jahre. 1. Pulsfrequenz; 2. Blutdruck; 3. Atmung. Statisch und dynamisch labile Blutdruckregelung. Nach dem Lagewechsel weicht der Haltewert deutlich vom Sollwert ab. Gleichzeitig bestehen laufende Druckschwingungen. Im Stehen ist die Atmung ungleichmäßig beschleunigt und vertieft

die zentrale Erregung ein bestimmtes Ausmaß erreicht (Abb. 10). Blutdruck-
steigerung, Tachykardie und Tachypnoe sind nur Partialsymptome eines allgemeinen krisenhaft gesteigerten ergotropen Erregungszustandes: die Pupillen
werden weit, die Haut fleckig marmoriert, gleichzeitig steigt die Körpertemperatur. Vagovasale Synkopen wären im gleichen Sinn zu deuten: Eine mangel-
hafte Erregungssteuerung im Zentralnervensystem kann [sowohl bei erhöhtem
als auch erniedrigtem Aktivitätszustand] die differenzierte Tätigkeit neuronaler
Strukturen verhindern. In beiden Fällen ist also die Instabilität die Basis für eine
paroxysmal auftretende Kreislauffehlsteuerung. Die Entgleisungsrichtung selbst
zeigt enge Beziehung zur bestehenden vegetativen Gesamtsituation: der sym-
pathico-vasale Anfall erfolgt bei ergotroper, der vago-vasale bei histiotroper

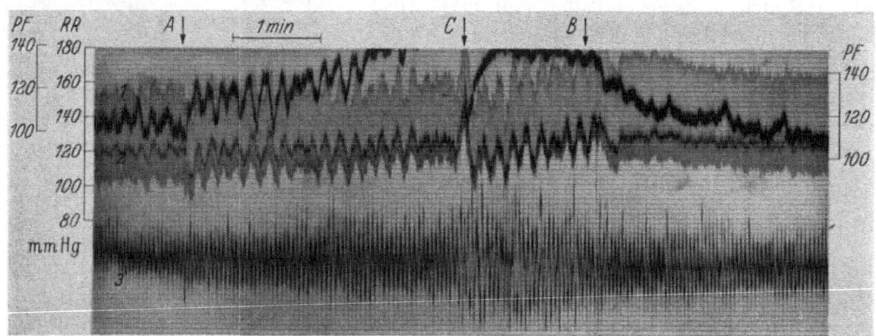

Abb. 10. Pat. K. M., 36 Jahre. 1. Pulsfrequenz; 2. Blutdruck; 3. Atmung. A—B orthostatische Belastung, dynamisch labile Blutdruckregelung. C Pulsfrequenz in den Registrierbereich verstellt. Während der orthostatischen
Belastung steigt der Blutdruck an, die Pulsfrequenz nimmt zu, die Atmung wird schneller und tiefer (sympathico-
vasaler Anfall)

Funktionsausrichtung. Spontane vago- und sympathicovasale Anfälle können
offenbar durch autochthonen zentralnervösen Eingriff in die Blutdruckregelung
entstehen, indem Steuerimpulse die noch mögliche Regelung dynamisch labiler
Systeme blockieren. Auch die stabile Regelung kann fakultativ durch einen
psychisch induzierten Steuerimpuls außer Kraft gesetzt werden. Dieser Vorgang
wird als Ohnmacht, Faint oder Erregungskollaps bezeichnet.

Der Blick auf eine Gliederung der vegetativen Kreislaufstörungen zeigt die
eben dargelegten Beziehungen (Abb. 11). Jede Einteilung sowie ihre theoretische
Begründung sind von der verwendeten Untersuchungsmethodik abhängig. Für
die Beurteilung vegetativer Störungen besitzt die Analyse des Blutdruckregelsystems wohl nicht nur heuristischen Wert. Man erhält vielmehr neue Möglichkeiten für die Beurteilung der Störungen: Die Güte eines Regelsystems, seine
Stabilität oder Labilität werden zum Kriterium der Einteilung. Dabei kann auf
Vergleiche mit Normalgruppen verzichtet werden, da es sich um eine dem Regelvorgang immanente Bewertung handelt.

Zum Schluß muß ich etwas zur Ursache der vegetativen Kreislaufstörungen
sagen.

Für die Störung der Kreislaufregulation sind zwei grundsätzlich verschiedene
Möglichkeiten gegeben: Entweder ist das morphologische Substrat der Regelglieder primär geschädigt oder die Funktion des Reglers ist bei anatomisch intakten
Gliedern mangelhaft. Es liegt im Wesen der Regulation, daß ihre Störung auf sie
selbst zurückwirken kann und dadurch auch pathogenetische Bedeutung gewinnt.

Ursache und Wirkung sind dann in einem circulus vitiosus rückgeschlossen. So entstehen Kreislaufregulationsstörungen, wenn die Folgen der primären Schädigung eines Regelgliedes von den übrigen Gliedern nicht hinreichend ausgeglichen werden können: Durch zentralnervöse Prozesse werden sympathicovasale Anfälle wie bei dynamisch-labiler Blutdruckregelung ausgelöst: diesmal in Form sog. "autonomic attacks" bei Tumoren im dritten Ventrikel oder bulbopontiner-Virus- und metastatischer Herdencephalitis). Kreislaufregulationsstörungen entstehen auch bei primär organischer Insuffizienz der peripheren Stellglieder; so die

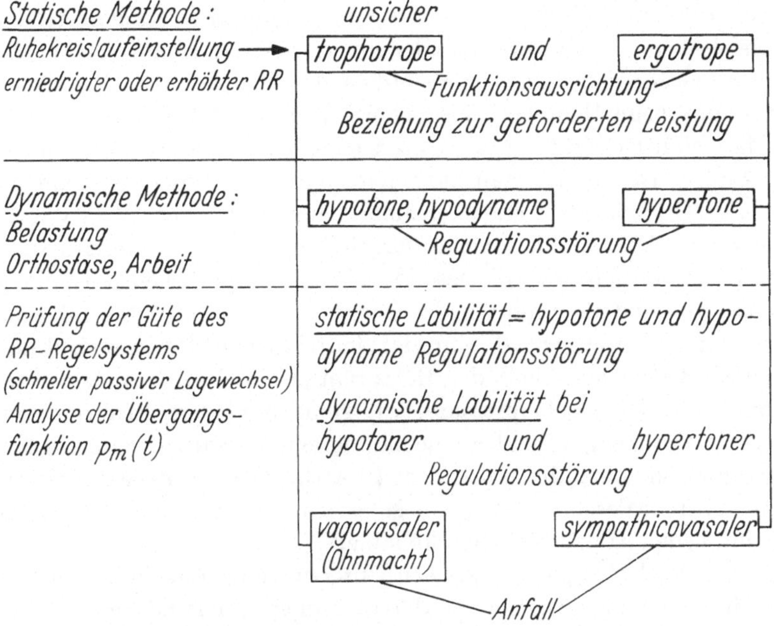

Abb. 11. Einteilung der Kreislaufregulationsstörungen

statische Labilität der Druckregelung bei konstitutioneller Venenschwäche. Bei manchen Formen des sog. „hypersensitiven Carotinssinussyndroms" sind pathologisch-anatomische Veränderungen im Receptorengebiet nachweisbar.

Dagegen ist die kausale Pathogenese (Ätiologie) der funktionellen Kreislaufregulationsstörungen, insbesondere die der dynamisch-labilen Druckregelung noch ungeklärt. Für eine Deutung kann man folgenden Gesichtspunkt anführen: Im Bereich der corticalen kreislaufwirksamen Areale erfolgt auch die Verarbeitung sensorischer und affektiver Erlebnisse. Man kann sich daher auch denken, daß eine Massierung von endogenen und exogenen Sinnesreizen diese zentralnervösen Systeme zu beeinflussen vermag. Ein anhaltend vermehrter Impulseinstrom kann die normale cerebrale Erregungsordnung stören und das Gleichgewicht von Erregung und Hemmung verändern.

Ich möchte nicht schließen, ohne noch einmal an die Frage anzuknüpfen, ob die Beschreibung und Analyse des Kreislaufs unter regeltheoretischem Gesichtspunkt berechtigt ist. Herr GAUER schreibt: „Im Interesse eines allgemeineren Standpunktes erscheint es vorteilhaft, zunächst alle Kreislaufreaktionen unter dem übergeordneten Gesichtspunkt der Leistungsanpassung zu behandeln, selbst wenn bei oberflächlicher Betrachtung eine Erklärung durch einen homöostatischen Reflex möglich wäre". Er beendet den Absatz: „Homöostase und Leistungsanpassung des Kreislaufs" mit folgenden Sätzen: „Ohne zuviel vorwegzunehmen, kann man zusammenfassen, daß bei akuter Kreislaufbelastung die zentralnervöse Regulation die Leistungsfähigkeit des Herzens und die Erfordernisse der tätigen Organe aufeinander abstimmt. Die resultierende Änderung der Herzleistung, des Gefäßtonus und anderer physiologischer Größen ist mehr als eine einfache Summe homöostatischer Reflexe, die sich unter experimentellen Bedingungen darstellen lassen." Wo liegen die Grenzen der Übertragbarkeit der Regelungslehre auf biologische Probleme? Keidel hat diese Frage kürzlich beantwortet und der Regelungslehre vor allem den Bereich der automatisierten Homöostase zugewiesen. Die Regler gewährleisten das innere Milieu des Organismus. Man könnte nun einwenden, daß beim Menschen eine isolierte Prüfung dieser Funktionen unmöglich sei, da vielfältige Faktoren die Untersuchungen der Kreislaufregelung beeinflussen. Nun, es ist richtig, man kann den „Kreislauf" nicht von der Gesamtsituation des Organismus trennen. Immer dann, wenn vor allem das Subjekt bestimmend ist, können die Kreislaufumstellungen regeltheoretisch nur unzureichend erklärt werden. Dies gilt besonders für die körperlichen Umstellungen bei Sinnesreizen: Sie sind nicht nur von der Quantität der vermittelten Informationen abhängig, sondern weitgehend von der individuellen Reizverarbeitung, dem individuellen Bedeutungsinhalt der Reizsituation. So kann man z. B. mit dem Kälteschmerzreiz beim cold pressure-Test keine besondere Reaktionsweise des Gefäßsystems ermitteln, wohl aber eine individuelle Verhaltensweise des Menschen in dieser Situation. Auch die experimentelle orthostatische Belastung kann nicht das Stehen reprozuzieren, bei dem ein Mensch unter bestimmten Umständen in einer für ihn bedeutsamen Situation kollabiert.

Es gilt also auch, bei physiologischen Untersuchungen die individuelle Bedeutung der Untersuchungssituation zu klären. Immer erneut müssen wir die Frage beantworten, inwieweit das physiologische Prüfungsergebnis von vegetativen Funktionen bestimmt oder aber von psychischen Faktoren und den sich ergebenden psychosomatischen Wechselbeziehungen modifiziert wird.

Diese schwierige Antwort kann eigentlich nur für die Einzelperson gegeben werden. Sie bestimmt jedoch letztlich unsere klinischen Methoden für die funktionelle Analyse des Kreislaufs: Für vegetative Vorgänge erscheint eine regeltheoretische Betrachtung möglich und fruchtbar, bei enger Korrelation von somatischen und psychischen Faktoren wird jedoch der umfassende Standpunkt der Leistung die Kreislaufanpassung als Teilvorgang des Gesamtverhaltens besser erklären.

Warum habe ich das zum Schluß noch erwähnt? Bestimmt nicht deshalb, weil ich die regeltheoretische Systemanalyse des Kreislaufs rechtfertigen will. Es geht mir vielmehr nur um eines: Auch für die Beschreibung vegetativer Kreislaufstörungen gibt es doch wohl neben dem bisher zur Diskussion stehenden Entweder-Oder auch noch das Sowohl-Als-Auch.

Literatur

Aschoff, J.: Regelgrößen des Kreislaufs: In Regulationsstörungen des Kreislaufs. Nauheimer Fortbild.-Lehrg. **20**, 2ff. (1955).

Babkin, B. P., and W. C. Kite jr.: Central nervous control of rhythmic variations of blood pressure. Amer. J. Physiol. **161**, 92 (1950).

BARRON, D. H.: Physiology of the organs of circulation of the blood and lymph. Chapt. 36: Vasomotor regulation. In: J. F. FULTON: Textbook of physiology. 16th edit. p. 733ff. Philadelphia and London: W. B. Saunders Company 1949.

BURTON, A. C.: Laws of physics and flow blood vessels. In: Visceral circulation. A Ciba Foundation Symposion. London: J. & A. Churchill 1952.

CASPERS, H.: Über die Auslösung corticaler Krampfpotentiale und ihre Beziehungen zu vegetativen Tonusschwankungen im Schlaf. Z. ges. exp. Med. 125, 596 (1955).

CHRISTIAN, P.: Die funktionelle Bedeutung der Hirnrinde für die Kreislaufregulation. Arch. Kreisl-Forsch. 21, 174 (1954).

— Die Atembewegungen als Verhaltensweise. Nervenarzt 28, 243 (1957).

— Herz und Kreislauf. In Handbuch der Neurosenlehre und Psychotherapie, Bd. I, S. 495ff. Herausgeg. von V. E. FRANKL, V. E. v. GEBSATTEL u. J. H. SCHULTZ. München u. Berlin: Urban & Schwarzenberg 1959.

DITTMAR, A., u. K. MECHELKE: Über die Regelung des Blutdrucks bei gesunden Menschen und Personen mit nervösen Herz- und Kreislaufstörungen. Dtsch. Arch. klin. Med. 201, 720 (1955).

DRISCHEL, H.: Bausteine einer dynamischen Theorie der vegetativen Regulation. Eine Anwendung der allgemeinen Theorie der selbsttätigen Regelung auf organische Regulationssysteme. Wiss. Z. Univ. Greifswald. II. math.-naturwiss. Reihe Nr. 2, 99 (1952/53).

GASTAUT, H.: Die kombinierte Aktivierung des EEG mit Cardiazol und intermittierendem Licht. Verh. dtsch. Ges. inn. Med. 56, 82 (1950).

GAUER, O. H.: Die Wechselbeziehungen zwischen Herz- und Venensystem. Verh. dtsch. Ges. Kreisl.-Forsch. 20, 61 (1956).

— Kreislauf des Blutes. In: LANDOIS-ROSEMANN: Lehrbuch der Physiologie des Menschen. 28. Aufl. München und Berlin: Urban & Schwarzenberg 1960.

—, u. I. P. HENRY: Beitrag zur Homöostase des extra-arteriellen Kreislaufs. Volumenregulation als unabhängiger physiologischer Parameter. Klin. Wschr. 34, 356 (1956).

GOLENHOFEN, KL., u. G. HILDEBRANDT: Die Beziehungen des Blutdruckrhythmus zu Atmung und peripherer Durchblutung. Pflügers Arch. ges. Physiol. 267, 27 (1958).

HEYMANNS, C.: Action of drugs on carotid body and sinus. Pharmacol. Rev. 7, 119 (1955).

JUNG, R.: Allgemeine Neurophysiologie. In Handbuch der inneren Medizin, Bd. V, S. 1. Berlin-Göttingen-Heidelberg: Springer 1953.

KATSCH, G.: Diskussion: Nordwestd. Ges. Inn. Med. 49. Tag. 1957.

KEIDEL, W. D.: Vibrationsrezeption. Der Erschütterungssinn des Menschen. Erlanger Forschungen, Reihe B: Naturwissenschaft, Bd. 2. Erlangen: Verlag Universitätsbund e.V. 1956 — Grenzen der Übertragbarkeit der Regelungslehre auf biologische Probleme. Naturwissenschaften 48, 264 (1961).

KOEPCHEN, H.-P., u. K. THURAU: Untersuchungen über die Zusammenhänge zwischen Blutdruckwellen und Ateminnervation. Pflügers Arch. ges. Physiol. 267, 10 (1958).

— Über die Entstehungsbedingungen der atemsynchronen Schwankungen des Vagustonus. (Respiratorische Arrhythmie.) Pflügers Arch. ges. Physiol. 269, 10 (1959).

— H. D. LUX u. P.-H. WAGNER: Untersuchungen über Zeitbedarf und zentrale Verarbeitung des pressoreceptorischen Herzreflexes. Pflügers Arch. ges. Physiol. 273, 413 (1961).

— P.-H. WAGNER u. H. D. LUX: Funktionelle Bestimmung und Differenzierung des efferenten Zeitbedarfs für die vagale Herzverlangsamung. Pflügers Arch. ges. Physiol. 273, 431(1961).

— — — Über die Zusammenhänge zwischen zentraler Erregbarkeit, reflektorischem Tonus und Atemrhythmus bei der nervösen Steuerung der Herzfrequenz. Pflügers Arch. ges. Physiol. 273, 443 (1961).

KRAMER, K.: Regelung des Blutkreislaufs. VDI-Z. 85, 97 (1941).

— Die afferente Innervation und die Reflexe von Herz und venösem System. Verh. dtsch. Ges. Kreisl.-Forsch. 25, 142 (1959).

KRUMP, J. E., K. MECHELKE, W. GERARDY u. H. M. KUHN: Über die Änderungen der hirnelektrischen Aktivität bei Patienten mit dynamisch-labiler Blutdruckregelung. (Ein Beitrag zur Pathogenese zentralnervöser Kreislaufregulationsstörungen.) Dtsch. Arch. klin. Med. 203, 559 (1956).

LANDGREN, S.: On excitation mechanism of carotid baroceptors. Acta physiol. scand. 26, 1 (1952).

Matthes, K.: Kreislaufuntersuchungen am Menschen mit fortlaufend registrierenden Methoden. Stuttgart: Georg Thieme 1951.

Mechelke, K.: Kreislaufveränderungen beim Valsalvaschen Preßversuch bei gesunden Menschen und Personen mit nervösen Herz- und Kreislaufstörungen sowie nach pharmakologischer Belastung. Z. klin. Med. 150, 365 (1953a).

— Orthostatische Kreislaufänderungen bei Personen mit nervösen Herz- und Kreislaufstörungen. Z. klin. Med. 115, 551 (1953).

— Die Labilität der Blutdruckregelung bei nervösen Kreislaufregulationsstörungen als Ausdruck der vegetativen Gesamtverfassung. Z. Psychother. med. Psychol. 7, 79 (1957).

— Die Störungen der nervalen Regulation des Kreislaufs. Verh. dtsch. Ges. Kreisl.-Forsch. 27, 187 (1959).

— Form und Bedeutung der labilen Blutdruckregelung. Cardiologia (Basel) 35, 348 (1959).

—, u. P. Christian: Formen und Bedeutung abnormer Regulationsvorgänge im Kreislauf. Z. Kreisl.-Forsch. 47, 246 (1958).

— — Vegetative Herz- und Kreislaufstörungen. In Handbuch der inneren Medizin, Bd. IX/4, Herz- und Kreislauf, S. 704ff. Herausgeg. von G. v. Bergmann, W. Frey und H. Schwiegk. Berlin-Göttingen-Heidelberg: Springer 1960.

—, u. H. M. Kuhn: Über Kreislaufänderungen während Kälteeinwirkung (Kältetest) bei Patienten mit dynamisch-labiler Blutdruckregelung. Dtsch. Arch. klin. Med. 205, 245 (1958).

Neil, E.: The afferent innervation of the arterial system and the circulatory reflexes thereby engendered. Verh. dtsch. Ges. Kreisl.-Forsch. 25, 131 (1959).

Oberholzer, R. J. H.: Kreislaufzentren. Verh. dtsch. Ges. Kreisl.-Forsch. 25, 57 (1959).

— Circulatory Centers in Medulla and Midbrain. Physiol. Rev. 40, 179 (1960), Suppl. 4.

Poeck, K.: Die Formatio reticularis des Hirnstamms. (Physiologie und Klinik.) Nervenarzt 30, 289 (1959).

Ranke, O. F., u. W. D. Keidel: Physiologie des Zentralnervensystems vom Standpunkt der Regelungslehre. München-Berlin: Urban & Schwarzenberg 1961.

Schaefer, H.: Die Stellung der Regelungstheorie im System der Wissenschaften: In: Beihefte zur Regelungstechnik. Regelungsvorgänge in der Biologie. Vortr. der Tagung „Biologische Regelung" am 2. und 3. 4. 1954 in Darmstadt, zusammengestellt von H. Mittelstaedt, S. 26. München: R. Oldenbourg 1956.

— Elektrobiologie des Stoffwechsels. In Handbuch der allgemeinen Pathologie, Bd. IV, S. 2. Der Stoffwechsel II. Herausgeg. von F. Büchner, E. Letterer u. F. Roulet. Berlin-Göttingen-Heidelberg: Springer 1957.

— Einige Probleme der Kreislaufregelung in Hinsicht auf ihre klinische Bedeutung. Münch. med. Wschr. 99, 69, 107 (1907).

— Central Control of Cardiac Function. Physiol. Rev. 40, 213 (1960) Suppl. 4.

Schütz, E., u. H. Caspers: Über die bioelektrische Hirnrindenaktivität und ihre Steuerung durch Stammhirnstrukturen. Z. ges. inn. Med. 9, 1037 (1954).

—, u. H. W. Müller: Das kindliche Elektroencephalogramm. Klin. Wschr. 29, 20 (1951).

Stegemann, J.: Der Einfluß sinusförmiger Druckänderungen im isolierten Karotissinus auf Blutdruck und Pulsfrequenz beim Hund. Verh. dtsch. Ges. Kreisl.-Forsch. 23, 392 (1957).

—, u. M. Maggio: Die additive Wirkung der Führungsgrößen Hypoxämie und Muskelleistung auf die Regelung des Kreislaufes. Pflügers Arch. ges. Physiol. 265, 541 (1958).

Steinmann, B., K. Rickenbach u. A. Gianoli: Über das Verhalten der Blutdruckwellen beim normalen und erhöhten arteriellen Druck. Cardiologia (Basel) 23, 154 (1953).

Vossius, G.: Biologische Regulation, Steuerung und Regelung. Regensburg. Jb. für ärztl. Fortbild. IX, 1 (1961).

Wagner, R.: Die Regulierung des Blutdruckes als Beispiel einer Regler-Einrichtung im Organismus. Naturwissenschaften 37, 128 (1950).

— Probleme und Beispiele biologischer Regelung. Stuttgart: Georg Thieme 1954.

—, u. H. Schroecksnagel: Methodik und Ergebnisse fortlaufender Blutdruckschreibung am Menschen. Leipzig: Georg Thieme 1942.

Aus der Medizinischen Universitätsklinik (Ludolf Krehl-Klinik), Heidelberg

Zur Frequenzganganalyse des Kreislaufs bei Mensch und Tier

Von

H. A. DITTMAR, K. MECHELKE und E. NUSSER

Mit 8 Abbildungen

Bei der Erregung des gesamten Kreislaufsystems mit harmonischen Schwingungen ergibt sich aus dem Verhältnis der Eingangs- zur Ausgangsschwingung der Störfrequenzgang des Kreislaufs. Beim Menschen sind derartige Untersuchungen

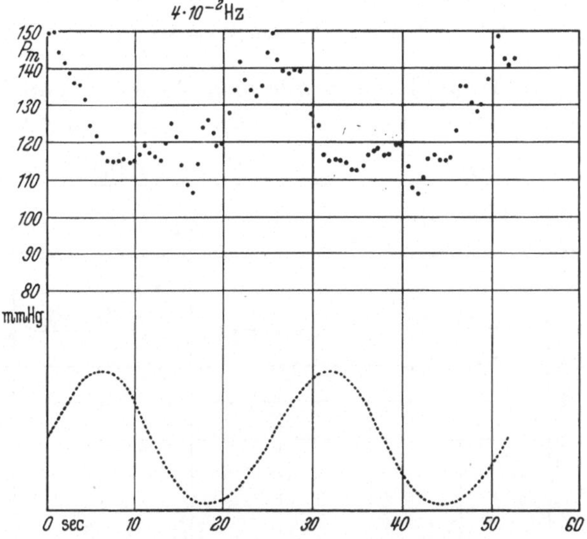

Abb. 1. Periodische Lageänderungen. Obere Kurve: Arterieller Mitteldruck, untere Kurve: Kipptischbewegung. Schwingungsdauer etwa 25 sec

schwierig: Wählt man als Eingangsschwingungen sinusförmige Lageänderungen (Kipptischschwingungen), so weiß man zunächst nicht genau, ob dabei Anteile des Kreislaufsystems phasengleich erregt werden. Wir haben daher entsprechende Frequenzganganalysen des Kreislaufs beim Tier durchgeführt und die so gewonnenen Ergebnisse mit den Befunden beim Menschen verglichen.

Zur Methodik: Mit Katzen in Chloralose-Narkose (60 mg/kg) wurden harmonische Schwingungen erzeugt. Die Katzen wurden mit verschiedenen Frequenzen von der Waagerechten zur Senkrechten gekippt. Dabei registrierten wir den

Blutdruck in der Art. carotis und der Art. femoralis sowie den Venendruck in der V. cava caudalis in Höhe des rechten Vorhofes. In einer zweiten Versuchsserie erzeugten wir die erregenden Schwingungen durch periodische Blutvolumen-

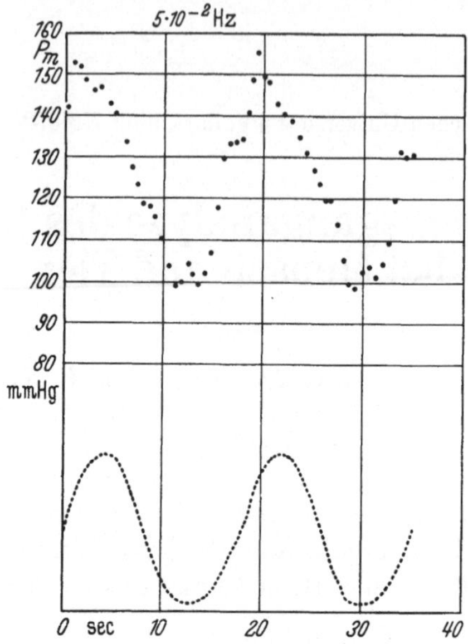

Abb. 2. Wie Abb. 1, Schwingungsdauer etwa 15 sec

änderungen von $+/-$ 1 cm³. Dabei wurde eine Membranpumpe mit der Aorta abdominalis oder der V. cava caudalis verbunden. Bei der ersten Versuchsreihe: —

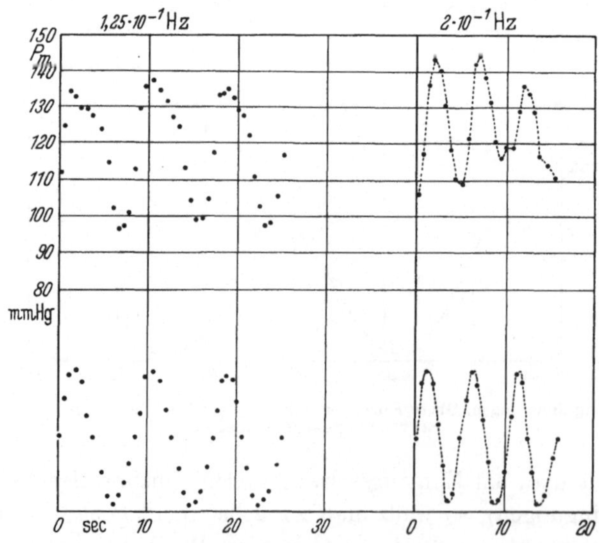

Abb. 3. Wie Abb. 1 und 2. Schwingungsdauer: links 10 sec, rechts 5 sec

Periodischer Lagewechsel — ändert sich der Venendruck im untersuchten Frequenzbereich phasengleich mit den Schwingungen. Es ergaben sich ähnliche Beziehungen der Eingangsschwingung: Lagewechsel zu den Ausgangsschwingungen:

Blutdruck wie beim Menschen. Im Bereich niederer Frequenzen mit einer Schwingungsdauer um 25 sec erhalten wir ebenfalls einen Voreilwinkel des Blutdrucks. Bei Schwingungen von 15 bis 10 sec Dauer besteht Phasengleichheit. Gleichzeitig ist die Amplitude des Blutdrucks deutlich erhöht (Abb. 1 und 2). Bei einer

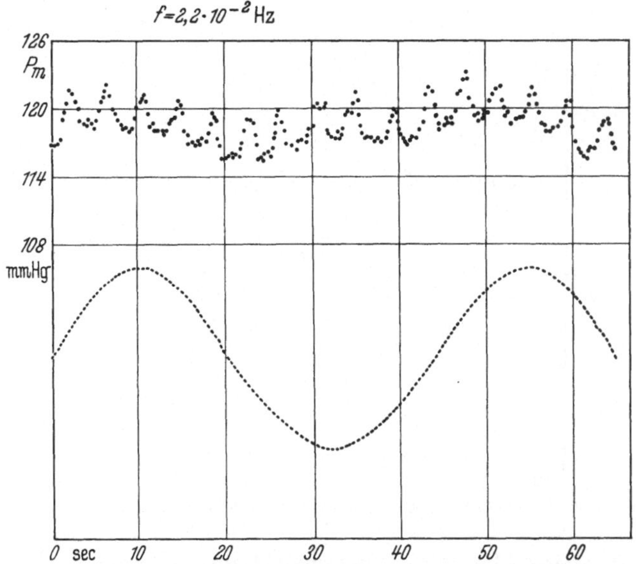

Abb. 4. Arterielle Druckschwingungen bei venöser Erregung. Untere Kurve: Volumenänderungen in der V.cava caudalis von +/— 1 cm³. Obere Kurve: Arterieller Mitteldruck. Schwingungsdauer etwa 45 sec

Schwingungsdauer von etwa 5 sec beträgt der Phasenwinkel $-90°$ bei großer Blutdruckamplitude. Der negative Phasenwinkel nimmt mit steigender Frequenz weiter zu. Gleichzeitig werden die Amplituden kleiner (Abb. 3).

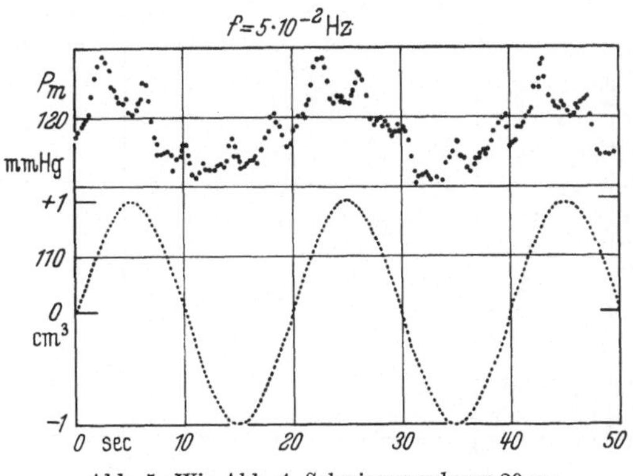

Abb. 5. Wie Abb. 4, Schwingungsdauer 20 sec

Wir kommen zu den Ergebnissen der zweiten Versuchsserie. Auch bei periodischen Volumenänderungen im arteriellen Kreislaufabschnitt entsteht ein Voreilwinkel des Blutdrucks gegenüber der erregenden Schwingung. Dieser positive Phasenwinkel bleibt jedoch bis zu den höchsten — von uns untersuchten — Frequenzen von 0,5 Hz erhalten. Dabei ändert sich die Amplitude der Blutdruckschwingung nur wenig. Bei diesen arteriell erzeugten Druckschwingungen treten keine entsprechenden venösen Druckänderungen auf.

Bei primär venösen Volumenschwankungen in der V. cava caudalis entstehen im arteriellen Gebiet erhebliche Druckschwingungen. Die Blutdruckamplituden

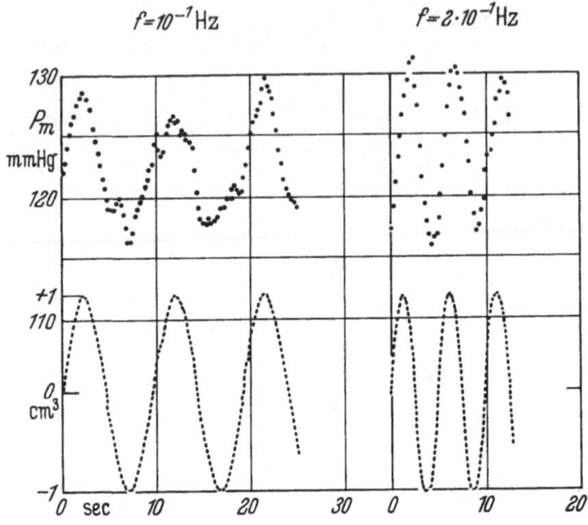

Abb. 6. Wie Abb. 4, Schwingungsdauer: links 10 sec, rechts 5 sec

schwanken — frequenzabhängig — zwischen 4 und 18 mmHg Mitteldruck. Bei niederen Frequenzen besteht wieder ein Voreilwinkel. Mit höherer Frequenz wird Phasengleichlauf und dann ein Nacheilwinkel beobachtet (Abb. 4—7). Dabei

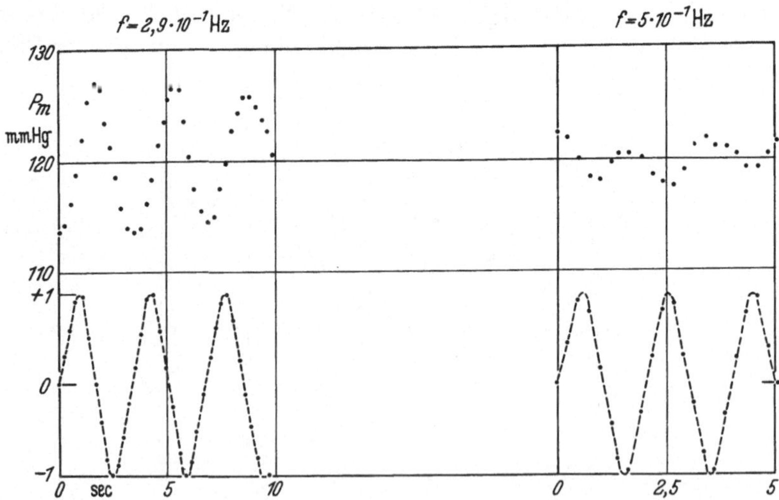

Abb. 7. Wie Abb. 4, Schwingungsdauer: links etwa 3 sec, rechts etwa 2 sec; Zeitmaßstab links 5 sec, rechts 2,5 sec

ergeben sich etwa gleiche Phasenwinkel wie bei den harmonischen Lageänderungen. Bei Kontrollversuchen an cordotomierten Katzen mit ausgebohrtem Rückenmark traten im arteriellen Kreislaufgebiet keine Schwingungen größerer Amplitude mehr auf. Auch dabei wurde die erregende Schwingung in der unteren Hohlvene erzeugt. Ein positiver Phasenwinkel ließ sich nicht mehr nachweisen.

Diese Frequenzganguntersuchungen zeigen, daß die Blutdruckschwingungen besonders leicht durch solche Erregungen oder Störungen ausgelöst werden, die den venösen Kreislaufabschnitt treffen.

Aus der Schwingungslehre wissen wir, daß Phasenänderungen von positiven zu negativen Winkeln in technischen Systemen durch Vorhalt- und Proportionalglieder in Verbindung mit Verzögerungsgliedern hervorgerufen werden. Wir haben daher bei der Analyse des Störfrequenzganges die technischen Zusammenhänge auf unsere Ergebnisse übertragen. Das Kreislaufsystem wird durch die harmonische Schwingung $z(j\omega)$ der Störgröße z erregt. Diese Störung wird mit einer Schwingung $x(j\omega)$ der Regelgröße x beantwortet. Für den Störfrequenzgang gilt dann die Beziehung:

$$F_z = \frac{x(j\omega)}{z(j\omega)} \tag{1}$$

Aus unseren Frequenzganguntersuchungen können wir — vergleichend zur Technik — ableiten, daß auch die erzwungene Blutdruckschwingung von Vorhalt- sowie Proportional- und Verzögerungsgliedern abhängig ist. Regelkreisglieder mit Vorhalt- und Proportionalverhalten folgen der allgemeinen Frequenzganggleichung:

$$F = r_0 + r_1 j\omega \ . \tag{2}$$

Es bedeuten r_0: Übertragungsfaktor der Proportionalglieder, r_1: Übertragungsfaktor der Vorhaltglieder.

Für den Frequenzgang von Verzögerungsgliedern können wir die Gleichung schreiben:

$$F = \frac{1}{1 + T_1 j\omega + T_2^2 j\omega^2 + \cdots} \tag{3}$$

$$\ldots T_2^2\, xa''(t) + T_1\, xa'(t) + xa(t) = x_e(t) \tag{3a}$$

(Gleichung 3a ist die entsprechende Differentialgleichung).

Aus den Gleichungen 2 und 3 erhält man die Frequenzganggleichung eines PD-Reglers:

$$F = \frac{r_0 + r_1 j\omega}{1 + T_1 j\omega + T_2^2 j\omega^2 + \cdots} \tag{4}$$

$$\ldots T_2^2\, xa''(t) + T_1\, xa'(t) + xa(t) = r_0 + \omega(t) + r_1 x'_w(t) \tag{4a}$$

(Gleichung 4a ist die entsprechende Differentialgleichung).

Aus der Frequenzganggleichung und der daraus abgeleiteten Ortskurve können die Amplitude der Schwingung an der Schnittstelle der Ortskurve mit der positiven Achse

$$\frac{x_a}{x_e} = \frac{r_1}{T_1} \tag{5}$$

und die Frequenz dieser Stelle

$$\omega = \frac{1}{T_2} \sqrt{1 - \frac{r_0 T_1}{r_1}} \tag{6}$$

bestimmt werden. Die positiv reelle Achse des Gaussschen Achsenkreuzes wird von der Ortskurve berührt oder geschnitten, wenn $r_1 > r_0 T_1$ ist. Ein Schnitt der negativ imaginären Achse ist dagegen nur möglich, wenn $r_0 T_2 > r_1 T_1$ ist, d. h. der Einfluß des Proportionalgliedes und des Verzögerungsgliedes T_2 größer als der Einfluß der Glieder $r_1 T_1$ ist. Die Frequenz an dieser Schnittstelle ergibt sich als

$$\omega = \sqrt{\frac{r_0}{r_0 T_2^2 - r_1 T_1}} \tag{7}$$

und die Amplitude durch

$$\frac{x_a}{x_e} = \frac{1}{T_1} \sqrt{r_0(r_0 T_2^2 - r_1 T_1)}\,. \tag{8}$$

Die nach der Frequenzganggleichung (4) ableitbaren Ortskurven sind in der Abb. 8 dargestellt. Vergleichen wir sie mit den Störortskurven des Blutdruckregelsystems beim Menschen: Der Kreislaufstabile zeigt einen Teil eines Kreises im 1. Quadranten. Lassen wir in der Frequenzganggleichung (4) das Proportionalglied r_0 klein werden oder gegen Null gehen, erhalten wir als Ortskurve ebenfalls einen Kreis mit dem Durchmesser $\frac{r_1}{T_1}$. Bei diesem Regler überwiegt der Einfluß der Übertragungsfaktoren der Vorhaltglieder. Ein solcher Regler wird sich ohne Änderung dieses Einflußgrades jeder Sollwertverstellung widersetzen. Seine Übergangsfunktion zeigt eine sehr kleine Regelfläche. Diese Verhältnisse entsprechen den Befunden bei kreislaufstabilen Personen. Bei Kreislauflabilen mit laufenden Schwingungen durchläuft die Störortskurve bei negativen Phasenwinkeln und großen Amplituden den 2. und 3. Quadranten. Darin sehen wir einen überwiegenden Einfluß der Proportional- und Verzögerungsglieder.

Aus diesen Ergebnissen schließen wir: Für die stabile Blutdruckregelung sind die Vorhaltglieder (*D*-Einfluß) von entscheidender Bedeutung. Diese Glieder widersetzen sich jeder Istwertänderung. Wenn das Verhältnis der Übertragungsfaktoren von Vorhalt- und Proportionalgliedern verändert wird, besteht die Möglichkeit einer Kreislauflabilität mit Regelschwankungen.

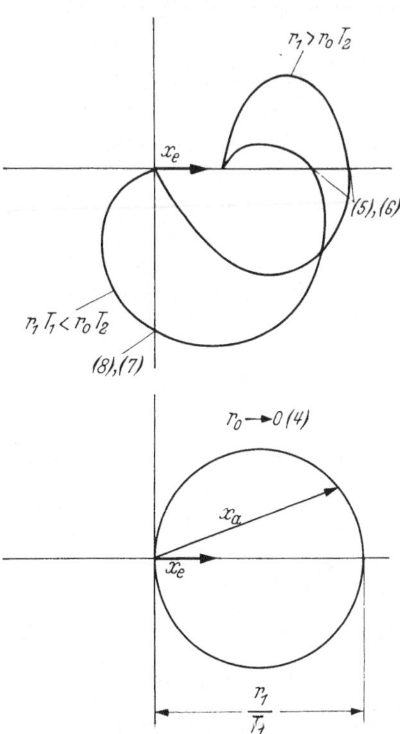

Abb. 8. Ortskurven eines PD-Reglers. Die Ziffern in Klammern entsprechen den Gleichungen im Text

Literatur

Klotter, K.: Technische Schwingungslehre. Berlin-Göttingen-Heidelberg: Springer-Verlag 1951.

Oldenbourg, R. C., u. H. Sartorius: Dynamik selbsttätiger Regelungen. München 1951.

Oppelt, W.: Kleines Handbuch technischer Regelvorgänge. Weinheim 1956.

Wagner, W.: Einführung in die Lehre von den Schwingungen und Wellen. Wiesbaden 1947.

Aus dem Institut für Allgemeine klinische Medizin der Universität Heidelberg

Willkürbewegung und Regulation

Von

P. CHRISTIAN

Mit 8 Abbildungen

Die *Physiologie* betrachtet die Willkürbewegung unter dem Gesichtspunkt einer selbstregulatorischen Einrichtung, speziell als einen gesteuerten Servomechanismus. Die Zweckmäßigkeit einer solchen Einrichtung scheint einleuchtend. Das Ausmaß der Bewegung richtet sich nach dem sog. „Bewegungsentwurf". Da aber bei jeder Bewegung zwangsläufig Massenverzögerungen und Reibungen an den Extremitäten sowie der angekoppelten Umwelt auftreten, müssen diese Kräfte fortlaufend kompensiert werden. Auf der untersten Stufe der Regelung werden bekanntlich Muskel, Sehne, Spindel und Rückenmarksquerschnitt als ein *Nachführservomechanismus* aufgefaßt mit den Dehnungsreceptoren in den Muskelspindeln und den Spannungsreceptoren im Sehnenkörper als Fühler (WAGNER, KUFFLER, BROOKHART, HENATSCH, GRANIT, MATTHEWS, VOSSIUS u. a.). In diesem Folgeregler entsprechen die Muskulatur mit Skelet und evtl. angekoppeltem Werkzeug der „Regelstrecke". Die Muskellänge wäre die „Regelgröße", das „Meßwerk" die Proprioreceptoren. Dem „Regler" entsprächen die Neuronen des Rückenmarks, dem „Stellglied" die Kraft liefernde Muskulatur. Die Muskelspindeln zeichnen sich durch einen Verstellmechanismus aus — das efferente γ-System —, durch das ihr Arbeitsbereich verändert werden kann. Man nimmt an, daß dieses System den Gesetzen eines Proportional-Integral-Regelsystems gehorcht (VOSSIUS 1961).

Die nächste Stufe über der bloßen Nachführkorrektur sind automatisierte Bewegungsabläufe, wie sie in Höhe des Kleinhirns, der Basalganglien und des roten Kerns zusammengeschaltet werden. In jeder Höhe der synaptischen Informationsverarbeitung werden „Befehlsausgabe" und „Ausführung" verglichen und im Differenzfall eine Rückmeldung an höhere Instanzen zur Korrektur weitergegeben („Reafferenzprinzip" im Sinne von v. HOLST und MITTELSTAEDT). Auf cerebralem Niveau wird schließlich die Information der effektuierten Bewegung mit der Efferenzkopie und anderen Speicherinhalten verglichen. Ein halbanatomisches Schema hat BROOKHART angegeben, welches das Wirkungsgefüge der Willkürbewegung zusammenfaßt (Abb. 1).

Von der Idee des gesteuerten Servomechanismus her gesehen, tritt also ein „selbstprogrammierter Bewegungsentwurf" in Form eines „Bewegungs*schemas*" als Führungsgröße in die nachgeordneten Regelkreise ein.

Was hier nun interessiert, ist die Frage, wieweit sich für das Verständnis der Willkürbewegung kybernetische und regeltheoretische Vorstellungen und Begriffe bewähren: Was ist im sensomotorischen Verhalten eigentlich der „Bewegungsentwurf" und das „Programm"? Auf *was* hin wird geregelt — auf ein Weg-Zeitschema der Bewegung? Alsdann: in welcher Hinsicht kann von „Führungsgröße", „Regelgröße", „Sollwert", „Störgröße" usw. korrekt gesprochen werden?

Zunächst einige Vorbemerkungen, die anschließend experimentell anschaulicher gemacht werden sollen und auf die ich zum Schluß nochmals eingehe:

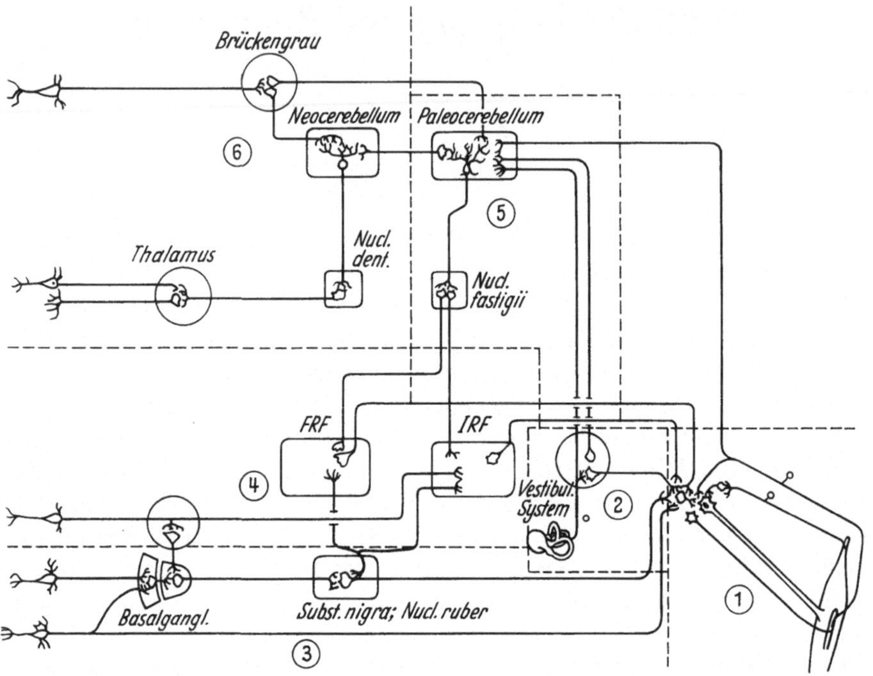

Abb. 1. Feld 1 = peripherer Servomechanismus (Eigenreflex); Feld 4 = *FRF* Bahnungs- und *JRF* = Hemmungsanteil der Formatio reticularis; Feld 6 = der „Willküranteil" (aus Keidel 1961)

1. Die Willkürbewegung hat, wie jedes Verhalten, einen *positionalen* Charakter, d. h. man *hat* nicht nur ein Verhalten (wie ein Ding mit Eigenschaften), sondern verhält *sich* bzw. bewegt *sich*. Man handelt aus einer Stellungnahme heraus, die dem Begegnungs- und Aufforderungscharakter der Situation Rechnung trägt. Es existiert dabei aber in der Regel weder ein fertiges Programm noch eine feste Erwartung über das zu verwirklichende Endverhalten. Im *intentionalen* (nicht intendierten!) Bezug gibt es kein „Programm". Noch *vor* und noch ohne „*etwas*" intendiert und bemerkt wird, besteht ein intentionales Verhältnis zur Welt: Eine „Einstellung" („set"), ein „motivierendes *Interesse*" bzw. eine Weise der „Aufforderung", eine „Gestimmtheit" oder „Befindlichkeit" (Plügge). Was sich dann auf ein *spezielles* Tun und ein *spezielles* Bemerken hin *einengt* (in regeltheoretischer Analogie: zum „Programm", alsdann zur „Führungsgröße" wird) findet schon auf diesem präfigurierten (allerdings noch weitgehend unbestimmten) Hintergrund statt[1].

---

[1] Ein Beispiel ist das Autofahren: „Intendiert" wird das Fahrziel und das Hinkommen. Vorgegeben ist aber der intentionale Bezug, nämlich sich immer schon auf der Straße und im Verkehr befinden mit seinen vielfältigen, noch weitgehend unbestimmten Möglichkeiten.

2. Eine *festumrissene* Absicht, eine Intention im engeren Sinne, steht nicht am Anfang, sondern das Subjekt handelt im intentionalen Bezug, bezieht Stellung, es will etwas entfalten und in die Fülle seiner Gegenständlichkeit rücken. Bestimmte Bewegungsformen, welche dieser Gegenstandsbildung entgegenkommen, werden bevorzugt, andere unterlassen. „Gegenstandsbildung" bedeutet hier die *Entwicklung* von prägnanten Sachkomplexen durch die Formen aktiv-motorischer Zugriffe bzw. des Bewegens. Es ist also so, daß wir in der natürlichen Motorik meist nicht von einer festumrissenen Objektvorstellung oder von einer Zielvorstellung („Programm") ausgehen, sondern von der Tatsache, daß sich solche Objekte erst sozusagen „unterwegs" — im Zugreifen, Probieren, in der tätigen Auseinandersetzung — *bilden*. Wir nennen diesen produktiven Akt (im Sinne des „Gestaltkreises", v. WEIZSÄCKER) „*Leistung*" im Unterschied zu einem mechanischen Effekt.

Zur Unterbauung dieser Feststellungen zunächst einige *experimentelle Beispiele* über motorische Verhaltensleistungen.

Als experimenteller Rahmen für spontane Bewegungsvollzüge diente eine Art Arbeitsgerät, das im wesentlichen aus einem leicht beweglichen, in Rollen geführten Schlitten bestand mit der Möglichkeit zur vielfältigen Variation der mechanischen Bedingungen. Die Vp. sollte ohne nähere Anweisung eine passende, sinnvolle Bewegungsform selbst herstellen. Teils wurde das Gerät vorher gezeigt, teils die Vp. mit verbundenen Augen herangeführt und auf die optische Kontrolle verzichtet. Weg-Zeit-Kurve des Schlittens und die am Handgriff entwickelten Kräfte wurden fortlaufend registriert (Dehnungsmeßstreifen-Potentiometer).

Am häufigsten — aber völlig unverbindlich für andere Möglichkeiten — wird der Schlitten spontan *rhythmisch* hin- und herbewegt. Die Bewegungsform ist sinusoidal (Abb. 2).

Sinusoidale Form und Frequenz liegen schon vom Start weg (spätestens nach einer Halbperiode) fest und bleiben im Fortgang praktisch gleich (Abweichung der Periodendauer max. ± 50 msec oder 0,5%. Abweichung der Amplituden max. $\pm 1,5$ cm oder 2,5%). Die Kraft eilt dem bewegten Objekt mit einer Phasenverschiebung von etwa 80° voraus, gemäß der spontan eingestellten, relativ hohen Frequenz und dadurch entwickelten größeren Trägheitskräften. Diese spontane Einstellung auf eine *rhythmische Gliederung* ist erlebnismäßig besonders aus-

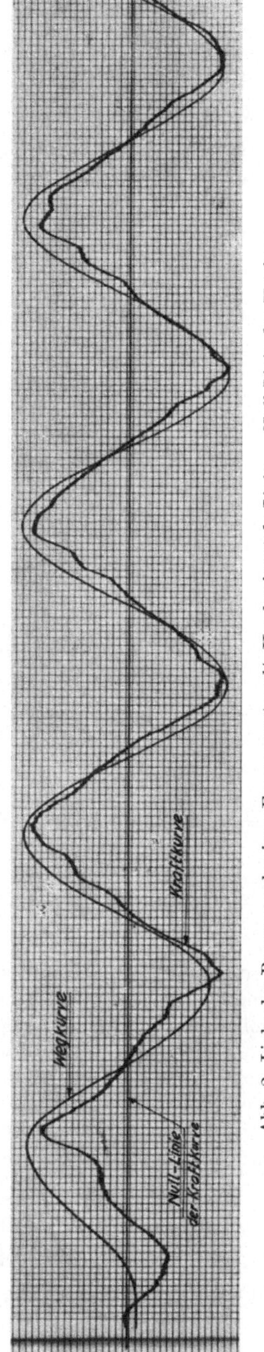

Abb. 2. Links der Bewegungsbeginn; Frequenz etwa $^1/_2$ Hz; horizontale Linie = Null-Linie der Kraft; vertikale Linien = Zeitmarkierung 50 msec

gezeichnet: macht man es absichtlich anders, so wird dies als unnatürlich empfunden, zu einem Wechsel der Form oder der Frequenz muß man sich eigens zwingen.

Was nun der „Rhythmus" hier regeltheoretisch im Sinne einer „Führungsgröße" eigentlich ist, soll uns später beschäftigen. Sicher wird keine quantitative Bewegungsgröße ($p \sin \omega t$) intendiert. Denn was sensorisch zurückempfunden wird und woran sich die Bewegung im Phänomenalen kontrolliert, sind keine quantitativen, sondern *axiologische* (werthafte) Ordnungskategorien („schwungvoll", „gekonnt", „gegliedert" usw.). Überhaupt ist der „Rhythmus" im Gegensatz zum „Takt" hier zunächst keine linear-zeitliche Ordnung.

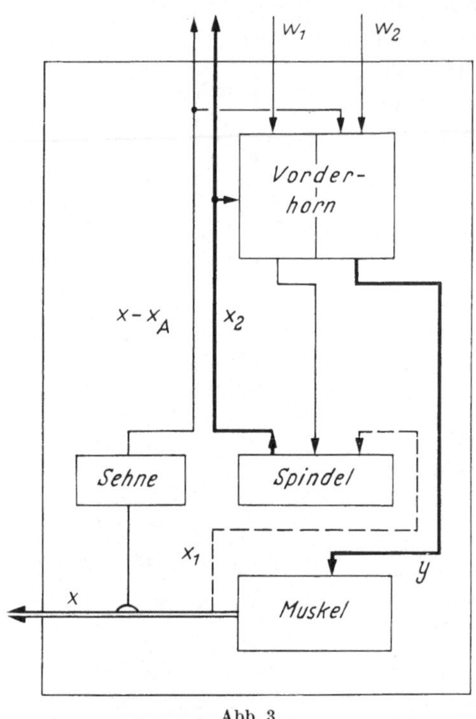

Abb. 3

Das Versuchsergebnis bestätigt zunächst formal, was Wagner und Wachholder schon vor Jahrzehnten für reine Extremitätenbewegungen gefunden haben, nämlich daß im dynamischen Grenzfall alleiniger Trägheitskräfte die Bewegungskurve bei *rhythmischer* Hin- und Herbewegung den zeitlichen Ablauf einer Sinuskurve zeigt. Das gilt also auch für den Umgang mit angekoppelten trägen Massen.

Aus der Tatsache, daß eine solche Bewegungskurve beim Prävalieren von Trägheitskräften sinusoidal ist, wurde gefolgert (Wagner), daß der Eigenreflexapparat sich so verhält, als ob die Vorderhornzellen über *elastische* Endorgane in sich rückgekoppelt sind. Von übergeordneten Stellen bräuchte dann nur das Dekrement ausgeglichen zu werden.

Die einmal spontan eingestellte Frequenz bleibt im erwähnten Versuch gleich. Wird z. B. eine schnellere *intendiert*, so erklärt Wagner dies bekanntlich so, daß durch efferente γ-Impulse die intrafusale Muskelfaser stärker innerviert wird, den Spindeln wird damit eine stärkere Spannung und dadurch größere Vordehnung gegeben. Bei den Spindeln wird die Vordehnung zur Folge haben, daß die Frequenz der afferenten Impulse von den Fühlern vergrößert wird, eine größere Anzahl von α-Motoneuronen in Mitaktion versetzt werden und die Zahl der auf dem Muskelquerschnitt parallel geschalteten tätigen Fasern zunimmt. Die hierdurch vergrößerte Muskelkraft gibt dann erst die physikalische Voraussetzung, daß die sinusoidale Bewegung mit höherer Frequenz abläuft. Der Regler funktioniert bei vorgedehnter Spindel wie vorher, er ist nur auf einen höheren Sollwert eingestellt und hält diesen gegen die entwickelten Trägheitskräfte fest (Wagner 1960).

Es könnte also sein, daß man bei der spontan eingestellten *rhythmischen* Bewegungsweise im Falle des Prävalierens von Trägheitskräften dem peripheren Regler sozusagen in die Hand spielt, indem man sich dieser Automatie mehr oder minder überläßt.

Ein Blockschaltbild (nach Ranke) zeigt Abb. 3. Der *erste* der eingezeichneten Regelkreise verläuft von den Vorderhornzellen zum Muskel und seiner Sehne, von da ab über die Spindeln und sensiblen Fasern zurück zu den Vorderhornzellen für die α-Fasern. Der *zweite* Kreis ist zwischen die Vorderhornzellen für die γ-Fasern und den Muskelspindeln geschlossen mit Verpolung an den Vorderhornzellen. Der *dritte* Kreis enthält die Sehnenspindeln als Fühler und die Vorderhornzellen für α-Fasern als Kraftschalter. Er verhindert eine Überbelastung des Muskels durch starke äußere Kräfte.

Diese Einrichtung mit 3 Kreisen, welche die Strecke zwischen Vorderhornzellen bis zur Sehne, bzw. bewegten Glied und dem Instrument überbrücken, funktioniert als *Folgeregler* mit beschränktem Regelbereich, der in die Steuerungskette der Befehlsgebung eingeschaltet ist, um Abweichungen der äußeren Kräfte von den zu erwarteten auszuregeln. „Er stimmt automatisch die Kraft von Synergisten und Antagonisten zur Erzielung eines konstanten Andrucks aus, verstärkt oder verteilt automatisch das zentral befohlene Erregungsmuster auf die Synergisten und Antagonisten, entsprechend der momentanen Belastungssituation" (RANKE). Tatsächlich spielt es für den streng sinusoidalen Bewegungsvollzug im erwähnten Versuch auch keine Rolle, ob mehr schub- oder schraubenförmig (in mehr synergistischem Zusammenspiel) oder rein im Ellenbogengelenk (antagonistisch) bewegt wird.

Das uns hier interessierende Problem bei einer regeltheoretischen Betrachtung der willkürlichen Bewegung ist nun wiederum dies: was wird bei der rhythmischen Betätigung eigentlich intendiert? Ein *vorweggenommener* Bewegungsplan existiert sicher nicht. Es wird auch nicht probiert, denn die Bewegungsform liegt vom Start weg fest. Vielmehr wird im bewegenden Zugriff von vornherein *intentional* ein Bezug gestiftet, der hier *sowohl* eine rhythmische Betätigung ist *als auch* eine *phänomenale* Darstellung der *Gegenkräfte* ermöglicht. Denn gerade durch die *spezifische* Form der Handhabung wird im *Wahrnehmungsfeld* die Charakteristik von hin- und hergeführten trägen Massen spezifisch entwickelt. Bei einer langsamen und gleichschnellen oder gar regellosen Hin- und Herbewegung wäre dies kaum möglich[1]. Entsprechend der Bewegungsform *entstehen* also konkrete Wahrnehmungsinhalte. Übrigens wechselt während der Betätigung das motivierende Interesse und die Aufmerksamkeit hin und her: einmal gilt es mehr der Wahrnehmungsseite, ein anderes Mal liegt es mehr auf dem rhythmischen Tun.

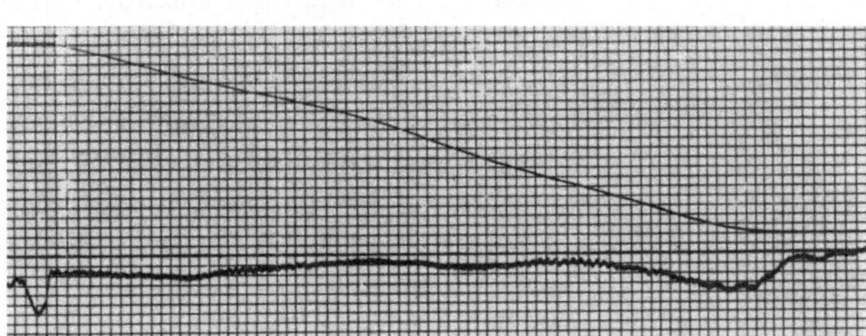

Abb. 4. Ausschnitt aus mehreren identischen Abfolgen. Oben die Weg-Zeit-, unten die Kraftkurve
Abb. 5. Links der Bewegungsbeginn

Andere Vpn. stiften nun von vornherein einen völlig *anderen* Bezug zum Objekt, der ebenfalls von der Form des Eingriffs abhängt: Sie führen den Schlitten spontan mit gleichbleibender Geschwindigkeit langsam vor und zurück mit dem zwingenden phänomenalen Eindruck, längs einer Gradführung ein rollendes *Ding* (eine Art „Wagen") hin- und herzuschieben (Abb. 4).

Auch dies ist praktisch schon vom Start weg entschieden. Die Nachführkorrektur erfolgt diesmal auf *gleichschnellen* Vor- und Rückschub. *Thematisch* geht es

---

[1] In ähnlicher Weise geht man z. B. auch spielerisch mit einer elastischen Feder um, indem man sich in die Eigenfrequenz hineintastet und sie aufschaukelt, d. h. das „Spezifische" einer erzwungenen Schwingung: die Resonanzüberhöhung, *darstellt.*

hier der Bewegung mehr um die Darstellung eines *gegenständlich* konfigurierten *Objekts* („Ding"), was durch die spezifische *Form* des Eingriffs bzw. der Bewegung möglich wird. „Führungsgröße" ist dann eigentlich nicht eine Bewegungsgröße (mit dem Sollwert s/t), sondern die Entwicklung einer gegenständlichen Erfahrung, die ihrerseits wieder von der Form des Eingriffs (hier: einer geregelten stetigen Geschwindigkeit) abhängt.

Von der „Bewegungsgeschwindigkeit" als Führungsgröße kann allenfalls dann gesprochen werden, wenn einzelne Vpn. von vornherein spontan eine *taktierte* Bewegungsform herstellen und beibehalten (Abb. 5).

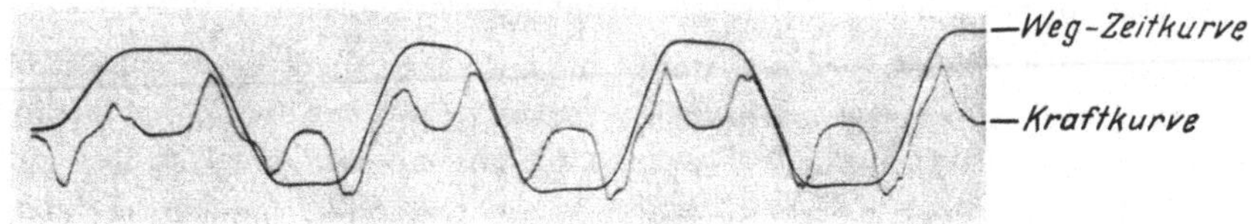

Abb. 5

Kompliziert man den Grundversuch (die sinusoidale Bewegung im dynamischen Grenzfall alleiniger Trägheitskräfte) durch eine *zusätzliche Gegenkraft* (z. B. innere *Reibung w $\dot{x}$*), so wird im Falle der Reibung sowohl die sprungförmig, wie einschleichend aufgesetzte Störgröße regelmäßig mit einer proportionalen Spannungsvermehrung kompensiert und die sinusoidale Bewegung beibehalten (mit geringer Amplitudenabnahme, aber unveränderter Frequenz, Abb. 6).

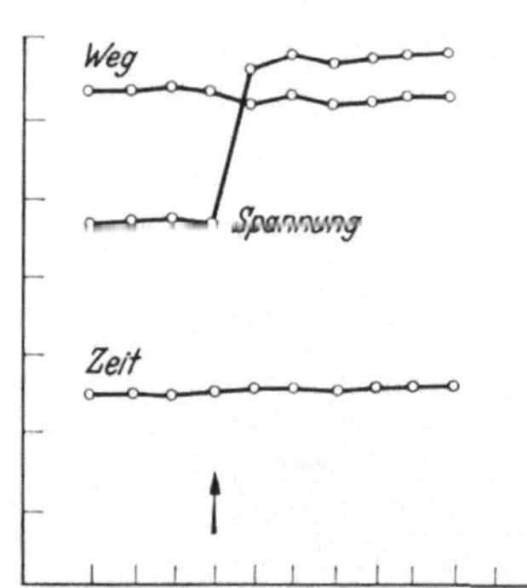

Abb. 6. Jeder Punkt gibt in der unteren Kurve die Periodendauer, in der mittleren Kurve das Flächenintegral der Kraftzeitkurve pro Periode und in der oberen Kurve die Amplitudenhöhe an. ↑ = sprungförmig aufgesetzter Reibungswiderstand

Entsprechend dieser Ausregelung taucht in der Wahrnehmung der zutreffende Eindruck über eine Reibekraft auf mit ihrer qualitativen Eigenschaft *und* ihrem Lokalzeichen am Apparat (man nimmt also nicht schlechthin wahr: „es geht schwerer", sondern erfaßt die „Störung" *vollständig* in ihrer Eigenart und Lokalisation). Im Sinne eines peripheren Nachführreglers, der auf „Geschwindigkeit" als Führungsgröße regelt, wird die Störgröße R durch proportionale Spannungsvermehrung ausgeglichen, wie es dem Eigenreflexmechanismus entspräche. Nicht erklärt ist aber damit die vollständige phänomenale Vergegenwärtigung der Gegenkraft, die außer dem Hautsinn auch entscheidend von der *spezifischen* Form der Kompensation abhängt (s. später).

Arrangiert man die Versuchsanordnung so, daß anstatt einer Reibung eine *Zugkraft* in der einen Richtung wirkt, die in der Gegenrichtung wieder aufgenommen werden muß, so wird nach wie vor die sinusoidale Bewegungsform durchgesetzt. In der Schubrichtung werden um das Zuggewicht verminderte Druckkräfte eingebracht und beim Zug dieselbe Kraft wieder hinzugefügt (Regelung auf gleichförmige Geschwindigkeit, Abb. 7).

Für das Hin- und Herbewegen einer *veränderlichen Masse* gilt dies jedoch nicht: Bei abnehmender Masse (mitgeführter Behälter mit ablaufendem Sand während des Versuchs) erhöhen sich Frequenz und Amplituden bei nur geringer Abnahme der Kraft. Die Nachregulierung erfolgt über $< t > s = >$ Effekt. Die Wahrnehmung lautet: „Es geht leichter". „Leichter" ist wiederum kein quantitatives Urteil, sondern eine *axiologische* Kategorie: es gelingt „besser", „spielender". Übrigens ist die Latenzzeit der Wahrnehmung sehr viel länger als die Einstellzeit der Nachführkorrektur.

Überblickt man die Versuche als Ganzes, so ergibt sich folgendes: Die Vp. hat die Freiheit, durch eine beliebige Betätigung mit dem Gerät umzugehen. Im Unterschied zu einer intendierten Greif- oder einer Zielbewegung liegt das Umweltobjekt (bzw. Programm) nicht vorher fest, es ist nicht einmal vorhanden, geschweige denn zuhanden, sondern wird im Umgang erst *entwickelt*. Insofern handelt es sich um ein intentionales Verhältnis und nicht um die Einengung auf eine bestimmte Intention. Gleichwohl entsteht immer etwas *Bestimmtes:* ein bestimmter Rhythmus, ein eingehaltener Takt oder eine bestimmte Gegenständlichkeit im apperzeptiven Feld, wobei diese Wahrnehmungen von der jeweiligen Bewegungsform streng abhängig sind.

Es wird also je nach der dynamischen Form des Eingriffs etwas *dargestellt*. Diese „Darstellung" kann entweder mehr der *mechanischen* Charakteristik von Umweltkräften gelten mit der gleichzeitigen Aufmerksamkeit auf deren *phänomenalen* Eigenart (die Informationen führen zu gegenständlichen Empfindungen wie „fest", „nachgiebig", „rauh", „träge" usw.). Oder im intentionalen Bezug führt mehr die *Bewegung* als *Rhythmus* oder *Takt*. Schließlich kann auch etwas konkret *Dingliches* im motivierenden Interesse liegen.

In jedem Fall *ist* schon eine Einstellung mit einer durchschaubaren Ordnung *vorgegeben* ("Arrangement situationel", CL. BERNARD; "set"; "adjustement", ADRIAN). Erst *dann* kann man sinnvoll von Steuerungen und Regelungen sprechen: Im Falle einer rhythmischen Ordnung kann die Führungsgröße der Bewegung als eine Weg-Zeitgestalt beschrieben werden. Ihre „Regelgröße" (p sin $\omega\ t$ bei der sinusförmigen Bewegung) wird gegen die einwirkenden Verzögerungskräfte verglichen und letztere werden kompensiert. Im anderen Fall, in dem das motivierende Interesse der *phänomenalen* Erfassung spezifischer Umweltwiderstände gilt, hat das

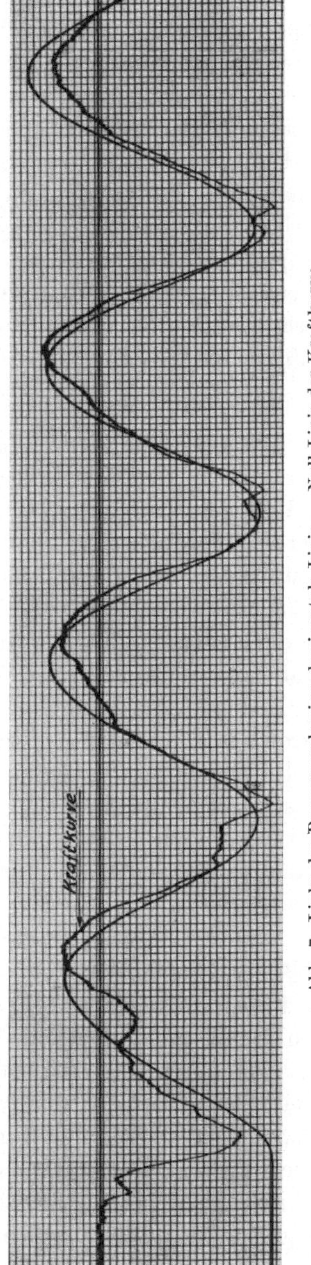

Abb. 7. Links der Bewegungsbeginn, horizontale Linie = Null-Linie der Kraftkurve

informationsverarbeitende System die Aufgabe, die optimalen Bedingungen für die Wahrnehmung der Gegenkräfte herzustellen. „Störgrößen" wären dann alle Einflüsse, welche die optimale *Darstellung* einer inneren oder äußeren Reibung, einer zusätzlichen Druck- oder Zugbelastung, Massenverzögerung usw. *verhindern.* Es ist leicht einzusehen, daß z. B. beim Umgang mit zusätzlichen Reibungskräften gerade die unverändert fortlaufende sinusoidale Bewegungsform dies verwirklicht und die Gegenkraft phänomenal am besten zu *differenzieren* erlaubt: Bei Aufschaltung eines geschwindigkeitsproportionalen Reibungsgliedes bleibt im Versuch das Ausmaß der Bewegung ohne Dekrement *gleich*, die Antriebskraft steigt proportional R und entsprechend $r\,\dot{x}$ nehmen die Amplituden ab (nicht aber die Frequenz!). Wie bei Figur und Hintergrund ermöglicht die konstante Bewegungsform die „Figur" wahrzunehmen, d. h. ermöglicht Art, Größe und Qualität der aufgeschalteten „Störung" phänomenal genau zu differenzieren. Wenn gemäß der Grundgleichung der Dynamik $P = M\,\dfrac{d^2x}{dt^2} + K\,\dfrac{dx}{dt} + Ex$ in jedem Zeitmoment der Bewegung die Muskelkraft P mit den Trägheiten, Reibungs- und elastischen Kräften, die sich der Bewegung widersetzen, im Gleichgewicht ist, so sind Veränderungen *eines* Summanden offenbar dann am besten selektiv zu apperzipieren, wenn die beiden anderen Summanden konstant gehalten werden. Von der Idee des gesteuerten Servomechanismus her gesehen, hat diese Einrichtung diesmal die Aufgabe, die Umweltkräfte durch passenden Eingriff wahrzunehmen. „Kommandiert" wird also das Auffinden und die phänomenale Abdifferenzierung von Umweltkräften. „Störgröße" wäre dann *nicht* die entwickelte Umweltkraft, sondern bei der Eruierung einer Reibung die *Änderung der Bewegungsgeschwindigkeit.* Faktisch wird sie mit Auftreten der Reibung kompensiert. Entspräche es etwa dem spontanmotorischen Bezug zum Arbeitsgerät, dem Bremswiderstand *nachzugeben*, so wäre es sinnlos, in diesem Fall von der Reibung als einer „Störgröße" zu sprechen. Tatsächlich wird sie dann auch nicht ausgeregelt und die Reibung als solche nicht wahrgenommen. Der Eigenreflex, der mir indirekt auch zur *Wahrnehmung* von Außenkräften verhilft, tritt nicht in Aktion. Genauer gesagt: der Eigenreflex ist in ein anderes Verhältnis aufgenommen, nämlich so, daß *dieses* den Reflex (seiner Stärke nach) bestimmt[1] (Buytendijk, Christian).

Ein indirekter Beweis für die sensorische Darstellung von Umweltkräften durch den spezifisch motorischen Eingriff ist die extrapyramidale Bewegungsstörung, wie Derwort und Christian früher zeigen konnten. Im Gegensatz zum Gesunden gleicht der Extrapyramidale eine aufgeschaltete Reibung nicht durch proportionale Spannungsvermehrung aus, sondern verlangsamt die Bewegung bei jeder nächsthöheren Bremsstufe (Abb. 8). Entsprechend schrumpft das Wahrnehmungsfeld: Die Patienten äußern zwar, daß „irgendwie" eine Hemmung eingesetzt hat; aber sie sind nicht mehr in der Lage, Größe, Qualität und Angriffsort der Reibung wahrzunehmen wie der Gesunde.

Immer — und das ist das Problem — erweist sich der Vorgang in rückläufiger Analyse als geregelt, *vornhinein* liegt die Abfolge noch offen im Spielraum des

---

[1] Ein verwandtes Beispiel ist die Atmung: Stellglieder des Atemregelkreises können ad hoc in den Dienst anderer Leistungen gestellt werden (Sprechen, Singen, Ausdruck). Anstelle der Regelstrecke Blut tritt entweder eine offene Kette oder eine jeweils andere Kette mit Regelungen (cf. Ranke).

Möglichen. Der übliche Begriff „Willkürmotorik" erfährt so eine gewisse Einschränkung: Was in den Versuchen beschrieben wurde, hat *nicht* den Charakter einer zweckhaft *geplanten* Bewegung. Vielmehr „gewollt" ist nur der Anstoß, dem jeweils „unterwegs" Auftauchenden nachzugehen, etwas herauszustellen, diesem nachzugeben oder sich zu widersetzen. Der Ablauf unterliegt dann eigentümlichen, aus dem Umgang mit den Dingen selbst entspringenden Gesetzlichkeiten, die dann global als Ganzes im Sinne einer *zeitlich übergreifenden* Motivierung getan und erlebt werden. Das übliche vektorielle Schema der Willkürbewegung — Objektvorstellung → Zielvorstellung → ideatorischer Entwurf der Bewegung → Bewegungserfolg in der linearen Zeit — mit entsprechenden Korrekturen auf den verschiedenen Ebenen kraft wirksam werdender Regelungen ist schwer anzuwenden,

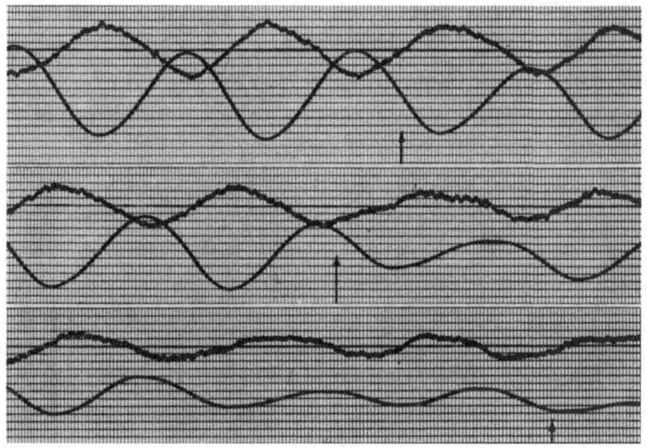

Abb. 8. (Pfeile = aufgeschaltete, jeweils höhere Reibungswiderstände)

weil im intentionalen (nicht intendierten!) Verhältnis sozusagen der „Eingang" nicht festliegt. Dieses „auf — zu etwas" oder „weg — von" steckt nur *scheinbar* im Schema der Kybernetik und der Regelung (BUYTENDIJK). Letztere benützt zwar auch Begriffe wie „Antizipation" (Vorfühlregelung, Vorhalteregler mit Differential-Steuerkörpern); auch der Automat erreicht antizipierend das Ziel unter ständiger Selektion der nicht in der Erfolgsrichtung liegenden Eventualitäten. Aber dies ist schon *mit* der Stellung der Aufgabe und *mit* der Konstruktion *vorgesehen*. Ferner selegieren Mensch und Tier nicht *nacheinander* die Hindernisse, sondern *überschauen* die Zielrichtung *zusammen* mit den Hindernissen in zeitüberbrückender Gegenwart („Koinzidentialkorrespondenz", AUERSPERG).

In dem gegenüber dem Automatenprinzip *flexibleren* Rafferenzprinzip (v. HOLST und MITTELSTAEDT) ist das intendierte Ziel in jedem Teilmoment der Bewegung wirksam, bis es programmgemäß zur Ausführung gelangt. In den hier geschilderten Versuchen gibt es aber keinen expliziten Vorsatz: weder einen primären Vorstellungsinhalt, noch ein vorweggenommenes und ausgeformtes Ziel, noch ein Bewegungsprogramm. Gleichwohl führt die Bewegung zu jeweils Bestimmtem, das für die Bildung neuer sinnvoller Bewegungsgestalten verwertet wird. Die Bewegungsweisen sind also jeweils *produktive* Improvisationen und führen zu einer

„Entdeckung". Informationen werden insofern *vermehrt*, und dies kann der Automat *nicht*. Der Automat kann gegebenenfalls „Informationen" sammeln, speichern, daraus Schlüsse ziehen, eine Art „bedingte Reflexe" bilden („Lernende Automaten", Steinbuch) — aber nicht eigentlich *vermehren*. Deswegen sind die geschilderten Versuche Prototypen eigentlichen Lernens.

Solche sensomotorischen Improvisationen können auf Grund einer funktionellen Verwandtschaft biologischer und technischer Systeme zwar regeltheoretisch interpretiert werden. Aber was jeweils stabilisiert bzw. geregelt wird, ist zunächst ein (improvisierter) funktionaler Bezug des Subjekts zur Welt, also ein *intentionales* Verhältnis. Dieser funktionale Bezug kann (weil er sich immer auf eine schon strukturierte Leiblichkeit *stützt*) in *physischer* Hinsicht a posteriori und ad hoc fast vollständig als geregelter Prozeß beschrieben werden. „Wir können zwar das Intentionale nicht erklären, wohl aber die *Bedingungen* seiner Verwirklichung feststellen." (Buytendijk, v. Weizsäcker.)

Abschließend noch einige Bemerkungen über die Interaktion von *mechanischen*, *physiologischen* und *axiologischen* Wirkungskreisen und über das Wesen *thematischer* Ordnungskräfte bei der Willkürbewegung:

Buytendijk hat dies am *Beispiel* des Autofahrens dargestellt: Die sich wiederholenden Momente der Explosion sind in der *gerichteten* Kolbenbewegung und diese in der *gerichteten* Wagenbewegung aufgenommen. Diese gerichtete Wagenbewegung ist wiederum aufgenommen in die thematisch-axiologischen Intentionen des Autofahrers. Diese Intention ist wieder aufgenommen ("encadré", Ruyer) in umfaßendere Ziele und Wertungen. Während des Fahrens besteht für den Fahrer keine Grenze zwischen Auto, der Verhaltensmotorik, der Intention einerseits und dem intentionalen Schon-im-Verkehrsein andererseits. Die Autogeschwindigkeit wird geregelt in Beziehung zu aktuellen Situationen, z. B. verlangsamt bei einer Verkehrskomplikation. Der Grund zur Verlangsamung bezieht sich auf das *Kommende*. Der Vorsatz (Motiv) wirkt durch seine *Bedeutung*, er hat einen *Wert* für verkehrsgerechtes Verhalten. Der „Vorsatz" bildet sich also in einem *axiologischen* System durch Herstellung sinnvoller Verbindungen in zeitüberbrückender Gegenwart.

Zweifellos herrscht auch im Axiologischen die Idee der Rückwirkung, denn die drohende Gefahr wird rechtzeitig eingeschätzt und durch tätigen Eingriff (Gaswegnehmen, Richtungsänderung) wieder aufgehoben. Aber thematisch-axiologische Bedeutungssysteme sind keine physischen Wirkungskreise. In einer Verkehrskomplikation kann ich die Gefahrensituation *heraussehen* und mich auf sie einstellen (wie im Stimmengewirr auf ein Gespräch!). Dieser (intentionale) Bezug transzendiert grundsätzlich jede Mechanik. Das intentionale Verhalten ist *thematisch* und *thetisch* (nicht kybernetisch) geordnet. „Thematisch" und „thetisch" sind implikative Verbindungen von Bedeutungsgefügen, die in der Zeit *erscheinen* und alsdann in der linearen Zeit auslegbar sind. Wie aber schon erwähnt, *stützt* sich das intentionale Verhältnis, wie jedes Verhalten, immer auf eine *strukturierte* Leiblichkeit, und diese kann dann a posteriori und ad hoc der jeweiligen Verhaltensweise als System quantitativer Variabeln (also kybernetisch) beschrieben werden.

Literatur

AUERSPERG, A. P., A. DERWORT u. M. SCHRENK: Nervenarzt **31**, 241 (1960).

BUYTENDIJK, F. J. J.: Allgemeine Theorie der menschlichen Haltung und Bewegung. Berlin-Göttingen-Heidelberg: Springer-Verlag 1956.

— Kybernetik und Gestaltkreis als Erklärungsprinzipien des Verhaltens. (Unveröff.).

CHRISTIAN, P.: Die Willkürbewegung im Umgang mit beweglichen Mechanismen. S.-B. Heidelberger Akad. Wiss. 4. Abh. Berlin-Göttingen-Heidelberg: Springer 1948.

— Dtsch. Z. Nervenheilk. **167**, 237 (1952)

— Nervenarzt **24**, 10 (1953).

— Jb. Psychol. **4**, 346 (1957).

DERWORT, A.: Z. Sinnesphysiol. **70**, 135 (1943).

— Dtsch. Z. Nervenheilk. **164**, 80 (1950).

HOLST, E. v., u. H. MITTELSTAEDT: Naturwissenschaften **37**, 464 (1950).

KEIDEL, L. D.: Naturwissenschaften **48**, 264 (1961).

PLÜGGE, H., u. R. KOHN: Psyche (Stuttgart) **3**, 33 (1958).

RANKE, O. F.: Physiologie des Zentralnervensystems vom Standpunkt der Regelungslehre. München-Berlin 1960.

STEINBUCH, K.: Kybernetik **1**, 36 (1961).

VOSSIUS, G.: Kybernetik **1**, 28 (1961).

WAGNER, R.: Z. Biol. **111**, 449 (1960). (Zus. Literatur).

— Probleme und Beispiele biologischer Regelung. Stuttgart 1954.

WEIZSÄCKER, V. v.: Der Gestaltkreis. Stuttgart 1950.

Aus der Neurologischen und Psychiatrischen Universitätsklinik Freiburg

Augenbewegung und optische Wahrnehmung als Regulationsproblem

Von

A. DERWORT und H. F. BRUNE

(Manuskript nicht eingegangen)

Aus der Medizinischen Universitätspoliklinik Heidelberg

Befinden und Regulation

Von

H. Plügge

Herr Delius hat bei der Planung dieses Colloquiums an mich die Frage gestellt: Haben Befinden und Regulation etwas miteinander zu tun? Was verknüpft, wenn ja, diese beiden Sachverhalte? Welcher Art ist diese Verknüpfung? Welche Position muß ich einnehmen, um von den Befindensweisen her den Vorgang der Regulation zu entdecken; und umgekehrt: um von der Regulation her die Befindensweisen in den Griff zu bekommen?

Ehe ich Ihnen auseinanderzusetzen versuche, was die moderne Phänomenologie des Lebendigen (Sartre, Merleau-Ponty, Buytendijk, de Waelhens, Szilasi usw.) unter Befinden versteht, ist es leichter, sich zunächst darauf zu einigen, was hier, allerdings reichlich summarisch, und ganz mit dem Blick aufs Prinzipielle, unter Regulation verstanden werden soll.

Ich glaube, Sie werden mir alle zustimmen, wenn ich davon ausgehe, daß von „Regulation" im strengen Sinne nur gesprochen werden kann, soweit *Meßbares* vorliegt oder angestrebt wird.

Das gilt meines Erachtens weitgehend von naturwissenschaftlich fundierter Physiologie *überhaupt*. Ich möchte also in unserem Zusammenhang lieber von „Physiologie" statt von Regulation sprechen, oder noch vorsichtiger: von „*Regulieren*".

Ja, es kommt noch schlimmer: Alles das was *Sie* als exakte Physiologen interessiert und was hier bei unserem Treffen ganz im Vordergrund stand, Regulation, Regeltechnik usw., wird in *meinen* Ausführungen nur ein Randphänomen bilden — allerdings gar nicht als etwas, dem ich keine Bedeutung beimesse, sondern als etwas, zu dem hin Brücken geschlagen werden sollen, wobei die Hauptfrage *die* nach der *Struktur der Relation* zwischen *Befinden* und *allem Regulieren* sein soll.

Dabei ist es allerdings zunächst unerläßlich, mit *aller Naivität* die Phänomene zu sehen. Eine phänomenologische Analyse ist zwar keine naive Betrachtung, aber die Naivität des Blickes ist eine *unerläßliche Voraussetzung* für phänomenologisches Untersuchen.

Ich habe also die Aufgabe zu untersuchen, auf welche Weise beim Kranken von seinem Befinden aus der jeweils aktuelle Vorgang des Regulierens entdeckt werden kann.

Ist es so einfach, daß das Befinden etwa das Regulieren *verbindlich abbildet?* Mit dem Gebrauch des Wortes „verbindlich" unterstelle ich, daß im positiven Falle *diese* bestimmte Befindensweise etwas Zuverlässiges und Reproduzierbares über eine *bestimmte* Regulation aussagen müßte.

Wenn wir einen Kranken nach seinem Befinden fragen, so wird er über Mißempfindungen, Schmerzen, Parästhesien oder auch über ein *allgemeines* Krankheitsgefühl klagen. Wir wissen, wie wechselnd derartige Befindensstörungen bei *gleichem* objektivem pathologischem Befunde sein können.

Andererseits wissen wir, daß es *bestimmte* Störungen der *Regulation* gibt, die *im Experiment regelmäßig* z. B. Schmerzen oder auch Parästhesien auslösen. Zum Beispiel Myalgie oder Taubheitsgefühl, meist beides, im unter ischämischen Bedingungen arbeitenden Muskel. In einem solchen Falle erscheint die Befindensstörung als *Relation* auf ein definierbares Leiden, und das Leiden als Reaktion auf eine definierbare Regulationsstörung. Dieser letztere Sachverhalt scheint darauf hinzuweisen, daß die Befindensstörung das *Schlußglied* einer Kette ist, die vom pathologisch-physiologischen Befund ausgeht.

Demgegenüber steht die oben erwähnte klinische Erfahrung der außerordentlichen Variabilität der Mißbefindensweisen beim gleichen pathologisch-physiologischen Befund und den damit gegebenen Störungen der Regulation.

Es scheint demnach, daß eine Befindensstörung *nicht* einfach aus der im Experiment gewonnenen Schlußkette erklärt werden kann.

Darauf weist schon folgendes hin: Es gibt oft ganz *unbestimmbare* Mißbefindensweisen, die über den hic et nunc empfundenen Schmerz räumlich und zeitlich hinausreichen. Derartige *allgemeine* Mißbefindensweisen lassen sich nicht oder kaum in Worte fassen; sie werden aber unter Umständen am *Verhalten* des Kranken deutlich; jedenfalls deutlicher offenbar als in seinen Worten (H. Plügge und R. Mappes).

Mit der hier naheliegenden Einführung des „Verhaltens" komplizieren wir auf den ersten Blick die in Frage gestellte Beziehung zwischen Befinden und Regulieren. Notwendig ist aber die Berücksichtigung des Verhaltens, weil ein auch nur flüchtiger Blick auf die Arbeit der Verhaltensphysiologen zeigt, daß nicht in einem einzigen Fall das registrierte *Verhalten* von aktuellen *Befinden* des Tieres getrennt betrachtet werden kann. Und umgekehrt drückt das Tier *stets* in seinem Verhalten sein *Gestimmtsein* aus.

Verhalten und Befinden sind also, wie im folgenden noch deutlicher werden soll, beim Tier, beim Kinde und weitgehend auch beim gesunden (nicht reflektierenden) Erwachsenen austauschbare bzw. einander vertretende Äquivalente; i. d. S. daß unter Umständen das erlebnismäßig Subjektive *(Befinden)* sehr unbestimmt, unbestimmbar, dafür aber stellvertretend eine *Verhaltensweise* gleichsam einspringt, und damit viel deutlicher, sprechender sein kann (H. Plügge und R. Mappes).

Befinden und Verhalten sind — so postulieren wir — *von vornherein* ein nicht mehr zu Unterteilendes. Denn im Befinden ist immer noch eine bestimmte Beziehung zur Welt, d. h. eben „Verhalten", und in einem Weltbezug immer schon ein bestimmtes Befinden eo ipso mitgegeben. Unser Ziel ist, Ihnen deutlich zu machen, daß Verhalten und Befinden *wesensgemäß* Eins sind. Sie sind *Wesensbestandteile eines Apriori der Existenz, etwas nicht Ableitbares, sondern etwas mit unserem Dasein immer schon Vorgegebenes.*

Wir beginnen also mit der Untersuchung von Befinden und Verhalten und fragen zunächst: Was bildet sich in Befinden und Verhalten grundsätzlich ab? Wofür sind Befinden und Verhalten eines Menschen für uns als Beobachter transparent? Die Antwort lautet: es bildet sich ab *das*, was dieser Mensch im aktuellen Moment intendiert, mag und vermag. Man kann es auch gelehrter sagen: es bildet sich ab seine *jeweils aktuelle Intentionalität, sein Vermögen und Unvermögen, seine jeweilige Appetenz oder Desappetenz,* das ,worauf gerade *jetzt* seine Spontaneität gerichtet ist — eine Intentionalität, die *immer in einem motivierenden Interesse wurzelt*, aber sich auch *immer nur unter bestimmten Bedingungen verwirklichen läßt*.

Mit dieser Erkenntnis, daß das jeweils aktuelle Gemeinte (Intentionale) sich nur unter bestimmten *Bedingungen* verwirklichen läßt, hat man den Sachverhalt des *Regulierens* in den Griff bekommen. Und zwar *Regulieren im technisch-naturwissenschaftlichen Sinne.* (Natürlich auch zugleich die morphologischen Voraussetzungen!)

Wir haben also jetzt in vorläufiger Weise drei Sachverhalte in Beziehung gebracht:

I

Befinden und Verhalten sind transparent

II

für das jeweilige Mögen, Vermögen, Unvermögen bzw. für Appetenz und Desappetenz, d. h. das aktuelle Thema der Spontaneität. Diese pathischen Kategorien sind grundsätzlich abhängig von einem motivierenden Interesse, von dem augenblicklichen Thema oder Engagement der betr. Person.

III

Diese sind aber immer nur zu verwirklichen unter naturwissenschaftlich erfaßbaren Bedingungen, zu denen die Vorgänge des Regulierens gehören. Regulieren hat dabei hier immer den Charakter des *Begrenzens. Teilhard de Chardin* spricht in diesem Zusammenhang von Regulation als einem „Halt von unten".

So etwa stellt sich das Beziehungsmuster zwischen Befinden und Verhalten — Intention — Regulieren beim gesunden Menschen dar. Beim Kranken gilt Analoges:

I

In seinem Befinden und Verhalten (z. B. Engegefühl, Atemnot, Orthopnoe) bildet sich ab bzw. wird transparent

II

die Einschränkung seines Mögens und Vermögens, das evtl. Überwiegen der Desappetenzen, gegenüber den Appetenzen, d. h. sein *Leiden*, sein Kranksein, die behinderte Spontaneität, das Wollen und Nicht-Können, die ihm die verbliebene Freiheit bzw. die nun gegebene Unfreiheit

III

Auch dieses ist wiederum jeweils abhängig von bestimmten physiologisch erfaßbaren Bedingungen qua Regulation, z. B. von Dilatation eines Herzens bzw. Insufizienz. Hier wird der Charakter des Begrenzens im Vorgang des Regulierens noch deutlicher.

Wir sind bisher vom Phänomenalen (I) ausgegangen. Wir haben versucht zu beschreiben, was im Phänomen aufleuchtet (II) und haben nach den Bedingungen (III) gefragt, unter denen sich die dem Individuum gegebene Spontaneität, seine Appetenzen verwirklichen lassen.

Um deutlicher zu machen, worauf wir hinaus wollen, wollen wir den umgekehrten Weg versuchen: Wir gehen dabei von den physiologischen Bedingungen,
von der Regulation aus.

Regulation (III) ist, so sagten wir, immer etwas Meßbares, Apparathaftes.
Sie zeigt uns *immer Begrenzung, um zu ermöglichen.* Sie ist technischer Natur,
definierbar, Definiertes. Denn der Sachverhalt der Regulation kommt nur in den
Griff durch *Restriktion des Konkreten auf Meßbares und Immanentes.* Aber *ver-
ständlich* wird dies Regulieren nur von der (II) jeweiligen Appetenz bzw. Des-
appetenz her, vom jeweiligen Mögen und Vermögen her, vom Widerstreit zwischen
Wollen, Müssen und Können her. Wenn wir nun aber auf „Appetenz", auf
„Mögen", auf „Spontaneität" abheben, so erkennen wir, daß *Leibliches in der
Konkretion niemals etwas nur Immanentes* ist. Leibliches ist konkret immer nur
als etwas *zwischen* Mir und Etwas *außerhalb* meiner Welt zu begreifen. Im strengen
Sinne ist es überhaupt kein Etwas, sondern die Ermöglichung eines dialektischen
Verhältnisses zwischen dem Ich und seiner Welt. Wenn ich von Appetenz rede, so
habe ich grundsätzlich mit einer Leiblichkeit zu tun, die mir ein *Aus-mir-Heraus-
treten, ja ein Außerhalbsein, ein bei-den-Sachensein* ermöglicht. Ich bin jetzt — in
diesem Moment — nicht in mich einbeschlossen, sondern bei Ihnen, d. h. bei
meinem Versuch, mich Ihnen verständlich zu machen. Andererseits bin ich trotz
allen Engagements doch immer auch mein leibliches Ich. Diese dialektische Struktur zwischen Mir und meiner Welt, in der das Leibliche das Vermittelnde, das
Vermitteln, ist, hat V. v. Weizsäcker mit dem Epitheton „antilogisch" charakterisiert.

Appetenz ist also immer Appetenz auf etwas außer mir Liegendes. Ebenso
Intention, die immer auf das gerichtet ist, was außerhalb meines Körpers liegt.
Sie erkennen darin den grundsätzlichen *Charakter der Vermittlung, der meine
Leiblichkeit charakterisiert:* Das Leibliche ist seinem Wesen nach Pluripotentialität
(A. Prinz Auersperg) — je nach Situation, Intention, Aufgabe, Engagement.
Unsere Leiblichkeit hört an unserer Haut nicht auf. Denken Sie bitte nur daran,
wie sehr wir unsere Kleidung, unser Haus, unser Auto in unser Körperschema
faktisch einbeziehen. Merleau-Ponty sagt in der dem Französischen eigenen
und treffenden Knappheit: *Le corps est toujours un « à travers ».* Auf dem Wege
über unsere Leiblichkeit stellen wir unsere Beziehungen zu unserer Welt her, *nicht
«par» sondern «à travers»,* nicht instrumental, sondern medial. Wir sind zwar unser
Leib, indem wir leiblich sind, aber wir sind nicht identisch mit ihm. Wir gehen
nicht im Leiblichsein auf. Andererseits ist Leiblich-sein nicht nur ein Charakteri-
stikum meines Ich, sondern gleichzeitig schon Teil meiner Welt.

Zutt spricht in diesem Zusammenhang von einem welthaften Leib. Soweit
wir leiblich sind, *überschreiten* wir uns schon immer auf die Welt hin. Unsere
Leiblichkeit ist ihrem Wesen nach *Transzendenz.*

Wir sagten oben: Befinden sei immer schon Weltbezug. Sie sehen jetzt, so
hoffe ich, daß durch die Art der Verschränkung von Ich, Leib und Welt Befinden
und Verhalten untrennbar sind. Der Charakter des « à travers », den wir unserer
Leiblichkeit als wesentliches Merkmal zuerkennen, macht verständlich, daß wir
unseren Leib umso weniger bemerken, spüren, registrieren, je „normaler", je
gesünder, je engagierter wir sind. Man kann — leiblich — nur an einem Ort sein:
entweder bei einem Vorhaben, d. h. durch Weltliches engagiert, durch ein Thema

fasziniert, im Umgang mit einem Menschen; oder gefangenen im Kerker der eigenen Körperlichkeit (in der Krankheit, der Hypochondrie, der Depression) (H. PLÜGGE).

In unserer Erörterung der Begriffe „Befinden" und Verhalten",, sind wir notwendig bereits etwas vom üblichen Sprachgebrauch abgewichen. Darüber hinaus macht unsere — oben bereits dargelegte — Arbeitshypothese, Befinden und Verhalten seien grundsätzlich Eins, etwas nicht zu Unterteilendes, Aspekte *eines Apriori der Existenz*, also ein gemeinsam mit dem Dasein *Vorgegebenes* und demnach nicht Ableitbares, — diese Hypothese macht einen übergeordneten Begriff nötig, der Verhalten und Befinden *zusammenfaßt* und *übergreift:* Wir bezeichnen dieses Apriori, in dem Befinden im Sinne von Gestimmtheit, Weltbezug und unreflektiertem Verhalten nunmehr aufgehoben sind, als *Befindlichkeit.*

Wie wenig dieses begriffliche Vorgehen bloße Spekulation oder gar l'art pour l'art ist, wird hoffentlich in der folgenden Analyse der klinischen Phänomene deutlich. Ja, ich hoffe, Ihnen etwas von der Konkretion unseres phänomenologisch gesehenen Substrates vermitteln zu können, indem ich Ihnen nun zu zeigen versuche, daß es *krankheitsspezifische Befindlichkeiten* gibt, d. h. krankheitsspezifische *Nenner*, von denen aus gesehen das Gemeinsame von Befinden, Weltbezug und Verhalten herausgestellt und damit einsehbar wird.

Versuchen wir also, das bisher Gesagte am klinischen Fall zu erläutern:

I. Patienten vor und nach überstandenem Infarkt leiden oft an einem quälenden Herzschmerz. Wir denken dabei *nicht* an anginöse *Anfälle*, also nicht an die *schweren* Herzschmerzen, sondern an leise Schmerzen, die kommen und gehen, Stunden oder gar Tage persistieren. Meist handelt es sich um Mischformen von Parästhesien (Kältegefühl, Taubheitsgefühl usw.) und schmerzlichen Empfindungen. Sie sind in der linken Thoraxseite, der linken Schulter, im linken Arm lokalisiert. Sie werden gar nicht selten vom Kranken als „rheumatisch" bezeichnet. Trotz des wenig gewaltsamen Charakters dieser schmerzhaften Parästhesien ist der Kranke gewöhnlich verstimmt, geplagt, niedergeschlagen und unglücklich. Er wird in die Monotonie und leise Penetranz dieses Schmerzes einbezogen, *noch ehe* er, reflektierend, sich auf diese stenokardische Sensation beziehen kann.

Dies alles *hört* man — als Arzt — nicht nur vom Patienten, sondern man *sieht* es ihm auch an. Sein *Verhalten* spiegelt sein *Befinden* wider: Seine Motorik zeigt die gleiche Monotonie, die gleiche Niedergeschlagenheit, das gleiche Lästigsein. Das kommt in seiner Gestik, Mimik, in seinen Ausdrucksweisen, in der Dürftigkeit seiner spontanen Äußerungen sofort zum Ausdruck.

Wir haben diese Untrennbarkeit von Befinden und Verhalten schon anderen Ortes ausführlich dargestellt. Befinden und Verhalten *begründen* sich gegenseitig (H. PLÜGGE; H. PLÜGGE und R. MAPPES). Ich muß — aus Zeitgründen — darauf verweisen. *Ein* Moment der hier zu schildernden Befindlichkeit aber ist mir zu wichtig, um es Ihnen vorzuenthalten: die eigenartige Veränderung der *optischen Wahrnehmung* dieser Kranken, die nur aus ihrem Befinden zu erklären ist. Ein solcher Patient sagte mir einmal, die Welt bestehe für ihn aus Stufen; ein anderer, die Landschaft sei das Unbegehbare; ein dritter scheute sich, die Jalousien vor seinem Zimmer hochziehen zu lassen: der tatsächlich sehr schöne Anblick war für ihn eine Qual.

Ich betone: Es wäre ein Irrtum, solche Aussagen und Verhaltensweisen als reaktiv, als Produkte einer Reflexion, als neurotisch aufzufassen. Sie sind Dokumentationen dieses spezifischen *spontanen* unreflektierten Leib-Erlebens. Diese Umwandlung der Struktur des optischen Wahrnehmungsaktes ist ein Äquivalent seines Mißbefindens und seines Verhaltens. *Optische Wahrnehmung, Motorik und Befinden* lassen sich hier auf *einen* Nenner bringen: in diesen drei Äußerungen kommt die Unfähigkeit zu spontanem Aus-sich-Heraustreten zum Ausdruck. Diesen Kranken ist das unbedenkliche Laisser-aller nicht mehr möglich. Das Sich-gehen-lassen, das Bummeln, das unverbindliche Schlendern gelingt ihnen nicht mehr. Die Freiheit, getrost etwas Unvorhergesehenes auf sich zukommen zu lassen, ist gemindert. Der Kranke ist so monoton auf sein Herz verwiesen, daß ihm alles, was „dazwischen kommen könnte" (d. h. zwischen ihn und sein ständig ihn plagendes Herz), als potentiell feindlich erscheint. In Befinden, Verhalten (qua Motorik) und optischer Wahrnehmung findet sich ein gemeinsamer Nenner, dem ich eine Ähnlichkeit mit dem Phänomen der *Agoraphobie* zusprechen möchte.

Ich vermute, daß Ihnen das plausibel wird, wenn ich Sie darauf hinweise, daß im Wahrnehmungsakt immer die Struktur eines Gestaltkreises von Sensorischem und Motorischem apriori gegeben ist. Es gibt *realiter* isoliert keine Leistung von Receptoren, sondern im konkreten Sehen verarbeitet man immer die lediglich physikalisch erfaßbaren (und mit naturwissenschaftlich definierbaren und meßbaren) Funktionen der Receptoren und der Motorik *durch die Art der Wahrnehmung*. Man macht das durch Receptorenfunktion und Augenbewegung Bereitgestellte durch den Akt des Wahrnehmens anschaulich, so daß es zum Phänomen werden kann. Das gilt grundsätzlich für alles Phänomenale (E. Staus, P. Christian).

Im optischen Wahrnehmen sind ebenso wie im Tastakt untrennbar Empfinden und Bewegung in einem Gestaltkreis vereint: Das zeigt sich nicht zuletzt darin, daß im Gesehenen a priori immer schon die *virtuelle Wegnahme* enthalten ist. Im Akt des Sehens bin ich immer schon (virtuell) auf dem Wege dorthin.

Es gibt nun aber, darüber hinaus, nicht nur die Verschränkung von Sensorischem und Motorischem im Wahrnehmen, sondern in diesem Wahrnehmen steckt immer auch ein „*sentir*" (Buytendijk). Und zwar so, daß ich gar nicht wahrnehmen kann, ohne so oder so gestimmt zu sein. Und gleichzeitig so, daß das *Gestimmtsein („sentir")* den Akt des Wahrnehmens und das Bild des Wahrgenommenen entscheidend mitbestimmt.

Das spezifische Befinden, sein Verhalten und die Art des Wahrnehmens des stenokardisch geplagten Kranken zeigt Ihnen seine monothematisch veränderte Daseinsweise: eben die (von mir so genannte) „agoraphobische". Es zeigt Ihnen aber auch den im Phänomenalen sich offenbarenden, wesensgemäßen Zusammenhang von Herz, Motorik und optischer Wahrnehmung; einen Zusammenhang, der sich *auch physiologisch* leicht belegen läßt.

Wir können hier nicht diskutieren, wieweit die gleiche veränderte Struktur, die Befinden, Motorik und optische Wahrnehmung beim Kranken mit Herzschmerzen aufweist, eben gerade für die Stenokardie spezifisch ist. Soweit ich sehe, ist sie es weitgehend. Der Kranke mit *Lebercirrhose* z. B. hat *ein ganz anderes* Befinden, das wieder mit einem andersartigen Verhalten und mit einer anderen Veränderung seines Wahrnehmens korrespondiert. Ich muß mich hier mit dieser Andeutung begnügen. Unser Wissen auf diesem Gebiet ist noch sehr lückenhaft.

Aber wir können immerhin von einem relativ spezifischen Nenner sprechen, der Befinden, Verhalten und optische Wahrnehmung beim Herzkranken auszeichnet und von einem anderen Nenner, der z. B. den Leberkranken auszeichnet.

Ein solcher jeweils gleicher Nenner in Befinden und Verhalten, in Weltbezug und Daseinsart weist unsere Ärzte auf dies oder jenes Leiden hin. Er offenbart uns etwas, das uns dies oder jenes Leiden vermuten läßt. Das heißt die Befindensweise ist auf weite Strecken eine *Physiognomik;* sie ist in Grenzen etwas *Pathognomonisches.* Wir sehen einen Patienten und können oft im gleichen Moment sagen: „Wahrscheinlich hat er ein Carcinom", oder wenigstens: „er hat eine konsumierende Erkrankung", oder: „er ist kardial insuffizient".

Vielleicht wird es einmal eine „Somatopsychiatrie" geben: eine Lehre von den annähernd spezifischen Modifikationen der Befindlichkeit und des Verhaltens, den spezifischen Modifikationen des Wahrnehmens und des Weltbezuges bei Herz-, Leber-, Extremitätenkranken, beim Carcinom usw. Ähnlich liegt es bei *jedem* physiognomischen Akt des Erkennens; z. B. wenn wir ohne Reflexion feststellen können: dieser ist ein junger, dieser ein alter Mensch.

Bisher haben wir uns immer noch im Rahmen unseres vorläufigen S. 83 skizzierten Schemas halten können. Ich darf Sie bitten, noch einmal einen Blick darauf zu werfen.

Dies Schema erweist sich nun auf überraschende Weise als ungenügend, wenn wir aus dem Bereich der herzkranken Erwachsenen heraustreten und den phänomenalen Bereich des herzkranken *Kindes* einbeziehen.

Da zeigt sich nämlich, daß schwer endo- oder myokarditiskranke *Kinder* sich, im Gegensatz zu gleichartig erkrankten Erwachsenen, unter Umständen bis an die Schwelle des Todes überraschend *wohlfühlen.* Sie zeigen oft keine oder kaum eine Beeinträchtigung ihres Wohlbefindens und sie verhalten sich oft, trotz schwerster objektiver karditischer Befunde, völlig oder annähernd normal. Sie toben, klettern über die Betten, spielen wie Gesunde.

Am eindruckvollsten habe ich das in den letzten Kriegsjahren und in den Jahren nach dem Kriege gesehen, als ich eine 150 Betten zählende Diphtherieabteilung mitzuversorgen hatte. Viele der oft schwer erkrankten myokarditischen Kinder benahmen sich wie jedes gesunde eingesperrte Kind bis oft nur wenige Minuten oder Stunden vor dem Tode.

Es wäre falsch, dies als eine Eigenart gerade der *diphtherischen* Myokarditis aufzufassen. Man kann das gleiche beobachten beim *rheumatisch*-karditischen Kind und ebenso beim Kind mit ausgebildetem Vitium — es sei nun erworben oder kongenital.

Wir haben dies an der Tübinger Kinderklinik immer wieder in gemeinschaftlicher Arbeit mit Prof. NITSCHKE und Frau Dr. MAPPES überprüft. Die Kinderkliniker wissen das natürlich auch; sie haben jedoch diesen Sachverhalt auf sich beruhen lassen. Nur FEER hat in seinem Lehrbuch sich nicht mit der einfachen Registrierung dieser Tatsachen begnügt, sondern seine Verwunderung darüber ausgedrückt.

Natürlich — so wird man einwenden — gibt es auch *Erwachsene,* die ihre Myokarditis nicht oder kaum spüren. Und man wird weiter sagen, daß Kinder mit Karditiden und Vitien sich oft *schwer* krank fühlen und dies in ihrem Verhalten jedem zu erkennen geben. Geht man jedoch diesen Dingen nach, so haben wir —

nach jahrelangem, immer wieder überprüftem Beobachten — keinen Zweifel, daß die Zahl der schwer herzkranken Kinder, die sich wohlfühlen und wie Gesunde verhalten, um ein Vielfaches größer ist als bei Erwachsenen.

Hier zeigt sich also, daß die beim Erwachsenen erwiesene Beziehung von Befinden, Verhalten, Leiden, Spontaneität einerseits zur Regulation andererseits *beim Kinde* nicht entfernt mehr so verbindlich, jedenfalls aber eine *andere* zu sein scheint.

Der Charakter eines Apriori der Befindlichkeit wird hier besonders deutlich: Salopp könnte man sagen: das Befinden und Verhalten dieser Kinder schert sich den Teufel um das physiologisch und morphologisch vorgegebene pathologische Substrat. Oder vorsichtiger ausgedrückt: der Charakter von Grenze und Ermöglichung, der die regulatorischen Vorgänge ausmacht, wird hier weit nach dem „Ermöglichen" zu verschoben. Beziehungsweise: die Begrenzung, die in jeder Regulation steckt, wird hier weit weniger deutlich (oder genauer: sehr viel *später* deutlich) als beim Erwachsenen.

Wollten wir für diesen Sachverhalt ein vorläufiges Schema aufstellen, so sähe das etwa so aus:

Nach wie vor ist hier:

I

Wohlbefinden und normale Motorik transparent für

II

Ein *ungehindertes* Verwirklichen aller spontanen Appetenzen unter völligem oder wenigstens weitgehendem Wohlbefinden.

III

Aber wenn wir jetzt — wie oben — *nach den physiologischen Bedingungen, nach der hier begrenzenden und ermöglichenden Regulation* (III) fragen, so kommen wir in Verlegenheit. Natürlich gibt es auch hier meßbare, naturwissenschaftliche Bedingungen, einen „Halt von unten"; aber er ist, geht man vom *klinischen* Befund, von Befinden, Verhalten und von dem trotz schwerer Herzbefunde eindrucksvollen und anscheinend ungehinderten Verwirklichen aller Appetenzen des Kindes aus, ein offensichtlich ganz anderer als beim Erwachsenen. Gibt es, so fragt man sich, beim Kind, anders als beim Erwachsenen, eine *andere* Art von Regulieren? Und was wäre daran anders? Denn offensichtlich steht hier das Ziel des „Ermöglichens" durch Regulieren weit mehr im Vordergrund als das „Begrenzen", das beim Erwachsenen viel deutlicher wird.

Oder ganz anders gefragt: Gibt es unter den Ordnungsprinzipien des Organismus nicht noch ganz andere als die bisher berücksichtigten? Gibt es vielleicht *übergeordnete* biologische Ordnungsprinzipien, denen zwar regulierende Vorgänge untergeordnet sind, wobei aber das *Thema* des übergeordneten Prinzips eine diesem Thema angepaßte Regulation bestimmt.

Achelis hat erst jüngst darauf aufmerksam gemacht, daß das *Regulieren* — was gemeinhin leicht übersehen wird — *nur eine* unter den mannigfachen Ordnungsformen des Organismus ist. Es bleibt jedenfalls zunächst kein anderer Schluß als der, daß die Relationen zwischen Befinden und Verhalten einerseits und den Regulationen andererseits je nach lebensgeschichtlichen Entwicklungsphasen verschiedenartig sind.

Hier wird, so glaube ich, am ehesten deutlich, daß die *Befindlichkeit*, die Befinden und Verhalten umfaßt und übergreift, *nicht ein Epiphänomen, sondern ein Apriori*, etwas nicht Ableitbares, etwas Vorgegebenes ist. Mit schlichten Worten gesagt heißt das, daß das herzkranke Kind, *trotz* seines Herzleidens, kindlich, ein Kind geblieben ist, das die Pluripotentialität seines Leibes bis zum Äußersten lebt und zeigt. Kindlich sein heißt, sich wie ein Kind verhalten, Toben, Spielen usw. Es heißt: ungehindert alles Kind-sein verwirklichen. Regulieren geht hier also mehr noch auf „Ermöglichung" aus, viel mehr als beim Erwachsenen oder gar beim alten Menschen.

Es bleibt noch zu klären, was das Herz mit dieser eigenartigen dem Kind-sein entsprechenden Anpassung des Regulierens zu tun hat. Warum fühlt sich gerade das *herzkranke* Kind, bei schwerem objektiven pathologischem Befunde, so lange, eben oft bis kurz vor dem Tode, wohl? Warum leidet es nicht oder weniger, warum kann es sich so ungehindert in den Beziehungen zu seiner Welt verwirklichen?

Wir haben an anderer Stelle zeigen können, daß das Herz *phänomenal* erst mit dem Anfang der Pubertät „auftaucht" (H. PLÜGGE und R. MAPPES). Das gilt nicht nur für den *Krankheitsfall*, sondern auch für das *gesunde* Kind. Kinder bis zum 10.—11. Lebensjahr kennen praktisch kein Herzklopfen, weder emotional, noch z. B. bei Überanstrengung. Sie haben, überanstrengt, Seitenstechen. Herzkranke Kinder bis zum 10.—12. Lebensjahr wissen praktisch nichts von ihrem Herzen. Sie haben unter Umständen bei insuffizientem Herzen *objektiv* eine frequente Atmung, *objektiv* eine Tachykardie usw.; aber sie haben *subjektiv* keine „Atem*not*", keine Herzangst, kein Engegefühl usw. Herzgesunde und herzkranke Kinder wissen — wenn man sie fragt — fast nie, wo ihr Herz ist.

Das Auftauchen des Herzens im Befinden des Kindes erst mit beginnender Pubertät ist nichts Zufälliges. Das Herz ist nicht nur ein Motor, eine Pumpe, sondern auch ein Ausdrucksorgan und darüber hinaus in spezifischer Weise mit der Individuation des Menschen verbunden.

Das Kind ist bis etwa zum 10. Lebensjahr noch weitgehend undifferenziertes Glied seiner Familie, Gruppe, Klasse usw. Es sind ihm noch keine eigenen Entscheidungen und Verantwortungen aufgegeben. Die Eltern entscheiden und verantworten bis dahin. Das Kind wird noch ganz von einem Kollektiv getragen.

Coeur ist — so sagt PASCAL — «le lieu des décisions et des adhésions». Diese Formulierung, die ganz unsentimental gemeint ist, interpretiert, warum das Herz für den werdenden jungen Menschen erst dann in Erscheinung tritt, wenn er in die Selbständigkeit hineinwächst, d. h. eigene Entscheidungen zu treffen hat, die Verantwortung für sein Verhalten, für Bindung oder Lösung selbst übernehmen muß.

Das Herz ist im übrigen das Organ, das in der leiblichen Selbsterfahrung *zuletzt* auftaucht. Man könnte eine ganze Skala aufstellen, die zeigt, wann der werdende Mensch seine verschiedenen Organe, seine eigenen leiblichen Teile, Glieder usw. erstmalig leidend oder lustvoll erfährt und damit erwirbt. In der Entwicklungspsychologie und in den nun 50 Jahre zurückliegenden Bemühungen um den Begriff des „Körperschemas" ist zu diesem Thema noch viel verborgenes Material angesammelt.

Wir stoßen hier auf eine Ordnung, die in der Biologie noch kaum beachtet ist und deren Beziehungen zu regulierenden Vorgängen noch dunkel sind. Diese Ordnung ist die Ordnung des *Kairos*. Kairos bedeutet, daß das Kind „zur rechten Zeit" greifend oder spielend seine Finger, später seine Beine strampelnd, sehend usw. entdeckt. bis „zur rechten Zeit" — als Schluß dieser Entwicklung — das Herz auftaucht. Das Kind wird im Laufe seiner Entwicklung (übrigens ebenso wie das Tier) *von seinem Leibe belehrt*. Die Finger belehren das Kind über die Möglichkeiten, die es mit den Fingern anfangen kann; die Beine informieren über die Möglichkeit des Laufens usw.

In der Präpubertätsphase schließt dieses „zur rechten Zeit" sich einstellende Auftauchen des Herzens die Entwicklung in einem bestimmten Sinne ab.

Nun spürt das Kind sein Herz; es weiß nun, wo es ist. Es lernt das Herzklopfen kennen und kann im Falle einer Herzerkrankung nun an seinem Herzen leiden. Vorher war es nur *allgemein*-leidend (s. im Anhang die Fälle 9 und 15) oder gar — wie wir zeigten — noch nicht einmal leidend (s. im Anhang die Fälle 5, 6 und 8), jetzt aber ist es *herz*leidend, leidend *an* und mit seinem Herzen.

Erlauben Sie mir bitte, zu diesem Thema noch einige Bemerkungen zu machen. Sie werden notwendig aphoristischen Charakter haben: das bisher von uns durchstreifte Gebiet ist noch reine Wildnis, in der es nur wenig Pfade und Lichtungen gibt.

1. Unsere Krankengeschichten zeigen (so hoffe ich) deutlich die grundsätzliche *Pluripotentialität* des Leiblichen (A. Prinz Auersperg). Einmal ist das kranke Kind völlig ungestört, seine Leiblichkeit geht ganz im Engagement auf (Fall 5, 6 und 8). Im anderen Fall sehen wir lediglich Störungen des *allgemeinen* Befindens (Fall 9 und 15). Und schließlich, im extremen Fall, zeigt sich beim herzkranken Kind (wie gewöhnlich beim Erwachsenen) das Herz als krankes Herz mit Atemnot, Enge, Herzklopfen, Druck in der Herzgegend usw. (s. Fall 14).

Wie dem auch sei: *Irgend*ein Bild zeigen uns Befinden und Verhalten *immer*: nämlich das je verschiedene Bild der Leidensarten des Kindes, angefangen von „kein Leiden" über „allgemeines "Leiden (,,mir ist schlecht", „es ist einfach nicht richtig", es ist „langweilig", Sich-verkriechen usw.) bis zum Leiden am Herzen, bis zum eigentlichen Herzkranksein[1].

Ich meine, unsere Hypothese, daß Befindlichkeit kein Epiphänomen ist, daß es grundsätzlich etwas Vorgegebenes ist, und daß es transparent, offenbarend ist für das jeweils aktuelle Mögen, Vermögen und Unvermögen — diese These sollte an Wahrscheinlichkeit gewonnen haben. Und *ebenso* unsere Behauptung, daß Befinden und Verhalten (wie die darin sich offenbarenden Intentionen, Appetenzen und Desappetenzen) ein sehr wechselndes Bedingungsverhältnis zum physiologischen Vorgänge haben können. Der physiologische Apparat arbeitet zwar immer als ein begrenzender, um zu ermöglichen; aber diese beiden Charakteristika können sich (trotz annähernd gleichem objektiven Befund) in je verschiedener Wertigkeit repräsentieren: Einmal kann das Moment des Begrenzens, ein andermal das des Immer-noch-Ermöglichens im Vordergrund stehen. Regulation ist eben nicht die einzige biologische Ordnung, nach der im Organismus verfahren wird. Kindheit, Jugend, Erwachsensein und Altern sind übergeordnete

---

[1] Ausführliches darüber bei: H. Plügge und R. Mappes in: „Der Internist", Heidelberg 1962, S. 49ff.

Abläufe, in denen die der jeweiligen Entwicklungsphase eigenen Befindens- und Verhaltensweisen unter Umständen auch gegen jedes Kranksein aufrecht erhalten werden, d. h. aber auch: in denen sich unter Umständen eine oft erhebliche *Um-Thematisierung* der Regulationsvorgänge vollziehen kann. Beim Kind wird vieles möglich, was im Alter *nicht* mehr möglich ist. Das hängt zwar *auch* von der je nach Alter verschiedenen Funktionsbreite des Apparates, aber mindestens ebenso davon ab, daß sich die apriori vorgegebene, für eine bestimmte Entwicklungsphase charakteristische Befindlichkeit *durchsetzt*.

2. *Kairos* bedeutet eine gesetzmäßig vorbestimmte Abfolge von Reifungsphasen, ein Sich-immer-wieder-Verwandeln und Abwandeln der Modalitäten der eigenen Leiblichkeit in Befinden und Verhalten[1]. Sind wir hier nicht ganz in der Nähe des Arbeitsgebietes von Herrn ASCHOFF? Er spricht, soweit ich mich in seiner Gedankenwelt orientieren konnte, vom „Zeitgeber", der die endogene Periodik „richtig" ordnet. Solche „Zeitgeber" sind Tag-Nacht-Wechsel, der Jahresgang der Temperaturen, Regenzeiten. „Die Zeitgeber sorgen dafür, daß die endogene Periodik mit der Umwelt Schritt hält". Ist ASCHOFFS Prinzip des „Zeitgebers" nicht letzten Endes das Ordnungsprinzip des Kairos?

Kairos als Ordnungsprinzip bedeutet, daß zu bestimmter Zeit, „zur rechten Zeit", eine bestimmte Ordnung erreicht werden soll, die später, in einer anderen Phase, von einer anderen, ebenfalls bestimmten Ordnung abgelöst werden wird. So wird das jeweils zu Verwirklichende immer erst *nach* seiner Verwirklichung, retrospektiv, verständlich.

Wir sagten: In den aufgezeigten Modifikationen des Befindens und Verhaltens wird die jeweilige Appetenz bzw. Desappetenz, das Mögen, Vermögen und Unvermögen, das spontane Sich-Verwirklichen-wollen und Leiden offenbar. Uns wird z. B. aus dem Befinden und spontanen Verhalten eines Kindes deutlich: Es will jetzt mit den anderen Kindern spielen. Das hängt ohne Zweifel von physiologischen Bedingungen ab, die sich je nach der hier letzten Endes bestimmenden Entwicklungsphase (Kairos) mehr im Sinne eines Begrenzens oder mehr im Sinne eines Ermöglichens auswirken.

Das *Thema*, um das es hier geht, ist also: Das Kind will mit den anderen spielen. Derartige *Themen* aber „passen" zu dem Alter des Kindes. Solche Themen kommen auf „zur rechten Zeit". Bestimmte Themen *passen* zum „Säuglingsein", andere zum „Schulkind-sein", andere wieder zum Pubertierenden. *Dieses „Je-nach-dem" ist der Kairos*. Dabei bedarf es keines Hinweises darauf, daß es auch eine *Pathologie* des Kairos gibt, ein „zur Unzeit".

Kairos — das sind die entwicklungsadaequaten *Themen*, die das ganze Befinden und Verhalten eines Menschen in jeder Altersstufe bestimmen. Insofern ist Befindlichkeit *vorgegeben*, ein *Apriori*, ein Mysterium. Innerhalb dieses einen, jetzt und hier zutreffenden Themenbereiches sucht sich der Mensch mit seinen, *diesem* Thema entsprechenden Appetenzen zu verwirklichen. Er stößt dabei — lassen Sie mich das so animistisch ausdrücken — auf Grenzen und Hilfen = Regulation. Regulieren als physiologischer Vorgang aber ist — für sich genommen — letzten Endes immer erst vom vorgegebenen Thema, d. h. (paradoxerweise) vom Ende her, retrospektiv, verständlich. Zugleich aber weist das regulierende

---

[1] Wir verwenden hier das Wort καιρός lediglich im *zeitlichen* Sinne.

Geschehen in die Zukunft. Rückläufige und vorläufige Bestimmung fordern sich, wie Prinz Auersperg sagt, gegenseitig. Das Woher interpretiert das Wohin, und das Wohin das Woher.

Man könnte hier einwenden, daß die genannten Entwicklungsphasen (Kind, Jugend, Erwachsener, Greis) ihrerseits von exakt *physiologischen* Daten abhängen, z. B. von dem Umfang einer *Hormonproduktion.* Wir sind überzeugt davon, daß derartige physiologisch definierbare Vorgänge (wie z. B. die Produktion eines Hormons) dem Regulationsprinzip gegenüber den Charakter einer *Information* haben. Der Anstieg eines Hormonspiegels *informiert* das regulierende System, das seinerseits die Verwirklichung des aktuellen Themas unserer jeweiligen Intentionalität begünstigt oder begrenzt. Die hier aufkommenden Intentionen aber sind Kairos-abhängig. Sie werden also erst von daher verständlich, daß es sich hier um ein Kind, einen Mann oder um einen Greis handelt.

Solche übergreifenden Ordnungen, wie sie der Kairos darstellt, verwirklichen sich im Werden, in der Zeitigung. Sie sind immer *geistiger* Art. «L'esprit se fait à travers le corps» (Merleau-Ponty). Man kann das Wirken eines Prinzips, wie etwa das des Kairos, nicht begreifen, ohne darauf abzuheben, daß der Mensch *ein historisches Wesen* ist, eine *Aufgabe;* seine Leiblichkeit ist die „*vorläufige Skizze der Existenz*" (A. de Waelhens). Leibliches bleibt als immer noch nicht erfülltes Ziel „Skizze". Leibliches „läuft" der Existenz „voran". Der Mensch ist, wie Ernst Bloch sagt, wesentlich ein „Noch-Nicht".

Wenn wir sagten, der Mensch sei eine Aufgabe, so soll damit — zum Schluß — noch ausdrücklich betont sein, daß die übergreifenden Ordnungen, wie die des Kairos, nicht einfach wie ein Verhängnis das Werden des Menschen bestimmen. Das vom Kairos gestellte Thema *will auch vom Menschen selbst* (zur rechten Zeit) aufgegriffen, verwirklicht sein. Das heißt aber natürlich auch umgekehrt, daß es möglich ist, daß das Thema vom Menschen erkannt, abgelehnt, nicht gesehen wird. «L'homme unit en soi fatalité et élan» (Merleau-Ponty). Oder: «L'homme est l'origine des rapports avec un monde qu'il choisit et par lequel il est élu» (Buytendijk). Das Verfehlen des Kairos, *das „zur Unzeit",* kann durch Erkrankung, z. B. einen kongenitalen Herzfehler, *verhängnishaft,* zustandekommen (élu), ebenso aber auch durch ein ungenügendes Erkennen, eine falsche Interpretation des Kairos *von unserer Seite,* d. h. vom «choisir» her.

Kasuistischer Anhang

Fall 9: Lieselotte F., Rötenbach, 11 Jahre alt. Vater ist Schreiner, 5 Geschwister, Mutter hat bis vor 4 Jahren noch gearbeitet.

Normale Entwicklung: Lief mit 1 Jahr, Sprechen etwas spät: mit $2^1/_2$ Jahren. Schielte. Durch Operation geheilt.

1959 Polyarthritis, schwere Erkrankung aller Gelenke, 4 Monate in Kinderklinik gewesen. Wochenlang hohes Fieber. Dabei schwere floride Karditis. Seitdem beiderseits sehr dilatiertes Herz, Insuffizienz des li. Herzens, die heute noch nachweisbar. Jetzt: Kombiniertes Mitral- und Aortenvitium.

Nach ihrer Entlassung Dezember 1959 sei es ihr gut gegangen; wenige Wochen danach ging sie wieder zur Schule. Schulweg $^1/_2$ Std z. T. bergauf. Ist nach der Schule erschöpft, legt sich ohne Aufforderung sofort hin. Oft nur für 10—15 min, springt dann wieder auf und geht zum Spielen. Tobt viel auf der Straße. Zum Mittag- und Abendessen keinen Appetit, war schon von jeher ein schlechter Esser. Bei Zwischenmahlzeiten auffällig guter Appetit. Keine Herzschmerzen, keine Atemnot, kein Herzklopfen. Lediglich rasch „müde". Das Kind äußert dazu: es sei ihm einfach schlecht. Viel „Kopfstechen". Nachts wacht es oft auf, kommt dann zur Mutter ins Bett. Über Bauchschmerzen nichts zu erfahren. Friert „gern", trägt wärmere Kleidung als die anderen Kinder. Hat viele Freundinnen, mit denen sie „Schlupferles", „Fangerles", „Hopsen" spielt. Malt gern. Ist in der Schule gut.

Fall 15: Ursula F., Eutingen, 10 Jahre alt. Vater Postschaffner, zwei jüngere Geschwister.

Früher Windpocken. Lange Zeit jedes Frühjahr eitrige Mandeln. 1960 wieder im Frühjahr Mandelentzündung, eine Woche später Gliederschmerzen, allmähliche Beteiligung aller Gelenke. Sie verheimlichte diese Gelenkschmerzen zuerst und fuhr noch täglich mit dem Rad zur Schule. Starkes Kopfweh dabei. (Offenbar rheumatisches Fieber mit Arthritis.)

Darüber hinaus wurde sie immer zappeliger. Sie konnte nicht mehr stillsitzen. Der Fuß rutschte ihr beim Radfahren immer vom Pedal ab. Der Lehrer strafte sie wegen schlechter Schrift. Sie konnte nicht mehr richtig sprechen.

Schließlich merkte man den krankhaften Charakter dieser Störungen, schickte sie zuerst in die HNO-Klinik, die sie gleich weiter in die Kinderklinik verlegte. Dort, 1960, 6 Wochen Behandlung wegen Chorea minor, schwerer Endokarditis, Tonsillitis.

Bei Entlassung bds. dilatiertes Herz, mäßige Lungenstauung, häufig Phasen von a-v-Block. 9. 1. 1961 Tonsillektomie.

Jetzt normal entwickelt. Unverändert a-v-Block und ebenso unverändert dilatiertes Herz. Spitzenstoß jenseits der Mamillarlinie.

Sie ist ein stilles, besonnenes Mädchen, klug, gern allein. Sie fährt mit dem Rad zur Schule. Bei vielem Laufen und Springen Kopfweh. Sie macht beim Spielen nie lange mit, geht dann ohne Aufforderung und unauffällig nach Hause und legt sich hin. Sie äußert dann, gefragt, es sei ihr „langweilig" geworden. Überhaupt sagt sie auffällig oft, sie sei müde. Keine Atemnot beim Treppensteigen (Wohnung liegt im 2. Stock). *Objektiv* starke Atemnot beim Springen usw., von der Mutter beobachtet. Das Kind weiß nichts davon. Niemals irgendeine Art von Herzbeschwerden. Schlaf gut, liegt dabei flach.

Fall 5: Ewald R., Weil, 9 Jahre alt. Kombiniertes Mitralvitium mit deutlich dilatiertem Herzen, objektiv beschleunigte Atmung. Lippen-Cyanose. Grenze der Kompensation sicher überschritten. — Völlig beschwerdefrei, springt, spielt, geht wie alle anderen in die Schule. Ist dort für alle unauffällig. Schlaf gut und tief. Munter und lebendig. Die Mutter kann weder Beschwerden des Kindes noch eigene Beobachtungen wiedergeben, die auf irgendeine Herzkrankheit oder überhaupt irgendeine subjektive Beeinträchtigung deuten könnten.

Fall 6: Friedrich K., Mittelstadt Krs. Reutlingen, 12 Jahre alt. 1951 schon einmal wegen rheumatischen Fiebers in der Kinderklinik gewesen .Jetzt deutliche Mitralstenose, Spitzenstoß 2 Qf außerhalb der Mamillarlinie fühlbar. Pulsation des li. Thorax sehr ausgeprägt, objektive Dyspnoe, wenig Cyanose. Grenze der Kompensation sicher erreicht, wenn nicht überschritten. Das Kind ist dabei völlig beschwerdefrei, springt herum, verhält sich auf der Straße und in der Schule ganz unauffällig. Keinerlei Herzbeschwerden. Schont sich nie. Klagt auch nie über vermehrtes „Schnaufen". Die Mutter hält die vor Jahren abgelaufenen rheumatische Erkrankung für geheilt und ihr Kind für ganz gesund.

Fall 8: Helga H., Sickhausen, 12 Jahre alt. Vor 5 Jahren wegen rheumatischen Fiebers in der Klinik. Jetzt ausgebildete Mitralstenose und insuffizienz. Dilatation des Herzens über li. Mamillarlinie hinaus. Geringe flächige Cyanose .Beschleunigte Atmung .Sicher dekompensiert. — Das Kind ist seit dem erwähnten Klinikaufenthalt vor 5 Jahren beschwerdefrei. Es bewegt sich wie die anderen gesunden Spielgefährten, gilt in der Schule als gesund, turnt mit, arbeitet sogar auf dem Feld mit (!). Niemals Klagen über irgendwelche Herzsensationen oder über „Atemnot", „Herzklopfen" o. ä.

Fall 14: Ilse L., 9 Jahre alt. Fallotsche Pentalogie. Sie war ständig cyanotisch, in äußerst elendem Zustande, kaum bewegungsfähig. Bei ihr fanden wir schwere Schlafstörungen, große Appetitlosigkeit, ständiges Frieren und fast täglich Kopfschmerzen. Auch sie hatte viel Bauchschmerzen; es war ihr „schlecht", kaum je eine Stunde war sie frei von Plagen.

Dem Spiel ihrer Freundinnen konnte sie nur sitzend zusehen. Sie blieb deshalb meist zu Hause, spielte mit dem Baukasten, mit Puppen oder nähte. Ab und zu kamen die Freundinnen zu Besuch. Sie mußten aber bald wieder weggeschickt werden, denn jeder Umgang mit ihnen jedes Spiel, jede Konversation erschöpfte Ilse rasch. Sie selbst hatte dabei immer wieder das Bestreben, die anderen um sich zu haben, um wenigstens zuschauend mitzumachen. Aber eben auch dies hielt sie selten länger als 1 Std aus.

Ilse nun hatte Herzklopfen. Dieses war nicht induziert. Das war keine übernommene Vokabel. Sie litt unter Engegefühl und Atemnot. Sie mußte jede Treppe hinaufgetragen werden.

Literatur

Achelis, J. D.: In „Starnberger Gespräche 1960“. S. 2. Stuttgart 1961.

Aschoff, J.: Nova Acta Leopoldina N. F. 11, 147.

Auersperg, A. Prinz v.: Jhrbch. Psychol. Psychotherapie und Med. Anthropologie VIII, 223, 1961.

Bloch, E.: Zur Ontologie des Noch-Nicht-Seins. Frankfurt/Main 1951.

Buytendijk, F. J. J.: Die Sonderstellung des Menschen. In Handbuch für Psychotherapie. S. 117. München 1961.

— Situation. S. 7ff. Utrecht und Antwerpen. 1954.

— Das Menschliche, besonders S. 189ff. Stuttgart 1958.

Christian, P.: Referat über „Zeitlichkeit normaler und gestörter biologischer Akte“ auf der 76. Wanderversammlung südwestdeutscher Neurologen und Psychiater in Baden-Baden 1960.

Merleau-Ponty, M.: La Structure de Comportement. Paris 1942.

— La Phénoménologie de la Perception. Paris 1945.

Plügge, H., u. R. Mappes: In Starnberger Gespräche 1960. Stuttgart 1961.

— Erscheint 1961 in „Der Internist“, S. 68ff.

— Ärztl. Wschr. 1955, 145.

— Festschrift V. v. Weizsäcker. Göttingen 1956.

— In: Rencontre (Festschrift f. F. J. J. Buytendijk, S. 339. Utrecht und Antwerpen 1957.

— Psyche (Stuttgart) 1958, 33.

— Ärztl. Wschr. 1960, 61.

— Nervenarzt XXXI, 13; 1960.

Sartre, J. P.: L'Etre et le Néant. Paris 1943; bes. Kapitel «Le corps», in deutscher Sprache erschienen Stuttgart 1956; übersetzt von H. und A. Wagner.

— La Nausée, S. 58ff. Paris 1949.

Straus, E.: Vom Sinn der Sinne, 2. Aufl. Heidelberg 1956.

Szilasi, W.: Nach persönlichen Gesprächen und Diskussionen.

Teilhard de Chardin, P.: Le phénomène humain. Paris 1955.

de Waelhens, A.: Rev. Philosoph. Louvin. 48, 371 (1950).

Zutt, J.: Nervenarzt 24, 177 (1953).

Der Gestaltkreis

Von

Alfred Prinz Auersperg, Concepción (Chile)

Mit der regulatorischen Funktion des Nervensystems befaßt, haben die Älteren unter uns schon einmal, und zwar von großhirnpathologischen Syndromen wie Agnosie, Apraxie und Aphasie handelnd, eine Sprachverwirrung durchgemacht, welche schließlich unter dem Schlagwort der Gehirnmythologie zu einer Diskreditierung diesbezüglicher Bemühungen geführt hat. Einer neuerlichen Sprachverwirrung auf dem Forschungsgebiet der regulatorischen Funktionen des NS vorzubeugen, scheint mir der eigentliche Sinn dieses Symposions.

Wir halten diese Aussprache insofern für aussichtsreich, als alle hier vertretenen Disziplinen wissenschaftliche Verbindlichkeit auch auf dem Gebiet der regulatorischen Funktionen des NS erst dann für erreicht halten, wenn sie ihre klinischen oder experimentellen Feststellungen annäherungsweise in der eindeutigen, uns allen gemeinsamen Sprache der mathematischen Formulierung darzustellen vermögen.

Die Verhaltensphysiologen und Kybernetiker gehen von regeltheoretisch konstruierten Modellen und ihren Parametern aus, um bestimmte Verhaltensleistungen messend zu erfassen. Dabei ist das regeltheoretisch konstruierte Modell in seiner Struktur zunächst anders aufgebaut als das NS.

Ähnlich ist V. v. Weizsäcker von der Forderung einer Physiologie ohne Anatomie ausgegangen, indem er dem Leitungsprinzip der Reflexologie und klassischen Sinnesphysiologie ein Leistungsprinzip gegenüberstellte, welches unser Handeln und Wahrnehmen bestimmen soll.

Als Wahrnehmungsleistung und Handlungsleistung wurden die menschlichen und tierischen Reaktionen definiert, insofern sie offenbar einen technisch bestimmten Zweck erfüllen.

Mit Anerkennung des reaktiven Charakters dieser Leistungen fällt die Grenze zwischen Wahrnehmungsleistung und Handlungsleistung; vielmehr ist jedes Handeln intentional auf ein wahrgenommenes Objekt bezogen, setzt jedes Wahrnehmen einen intentional gerichteten Akt voraus. Wir erblicken, was wir sehen und wir ertasten, was unsere Hand erkennt. V. v. Weizsäcker nannte diesen Vorgang Gestaltkreis.

Es stellt sich die Frage, wie verhält sich der Gestaltkreis zum Regelkreis?

Auf diese Frage will ich anschließend einzugehen versuchen. Zunächst noch einiges zu unserer Methodik: Mit der Einführung des Kriteriums der technischen Zweckmäßigkeit wahrnehmenden Handelns und handelnden Wahrnehmens wird die intentionale Bezogenheit tierischer und menschlicher Akte auf die Erfüllung einer physikalisch definierten Aufgabe beschränkt und als solche meßbar. Motorische Akte, wie Stoßen, Schwingen, Werfen, welche uns auf Grund ihrer intentionalen Übereinstimmung als ähnlich erscheinen, werden auf ihre de modo geometrico definierte Ähnlichkeit geprüft. Die Möglichkeit der Übersetzung intuitiv wahrgenommener Ähnlichkeit in geometrische Ähnlichkeit, von Analogie in Homologie ist ein Privileg der Morphologie der Bewegung.

Die Ergebnisse derartiger Messungen sind aufschlußreich. Als Beispiel möchte ich Dal Biancos Meßergebnis der Geschwindigkeits- und Beschleunigungskurven der Fingerspitze anführen, welche eine 8 in die Luft schreibt. Es ergab sich, daß diese Beschleunigungskurven in befriedigender Annäherung einer kombinierten Pendelschwingung entsprechen. Dies weist darauf hin, daß diese Bewegung unter annähernd optimaler Ausnützung der Trägheitskräfte im Gravitationsfeld vollzogen wird. Tatsächlich hatten die noch mit dem Einthovenschen Gerät registrierten Elektromyogramme Wachholders Saitenruhe ergeben, wenn das schwungvoll bewegte Glied die Gerade durchmißt. Dies setzt voraus, daß den die Bewegung vollziehenden Instanzen das zu bewegende Glied gegenwärtig ist. Nun war das klinische Aperçu, welches uns zu dem oben dargestellten experimentellen Versuch veranlaßte, die übereinstimmende Angabe Amputierter, daß ihnen das Phantom der Hand im Zuge einer schwungvoll durchgeführten Bewegung entschwinde; eindeutig sei es die Spitze des Stumpfes, welche die 8 in die Luft schreibe. Eigentlich sagen diese Experimente nichts Neues aus. Schon Weber hat darauf hingewiesen, daß wir unsere Gliederkette mit Werkzeug und Waffe zu verlängern vermögen.

Es stellt sich die Frage, wie ist die jeweils zutreffende Vergegenwärtigung des an sich pluripotentiellen Körperschemas, welches wir Aktionsschema nennen wollen, zu denken? Dazu ein anderer einfacher Versuch: Unterbindet man die Zirkulation der oberen Extremität und kontrahiert den ischämischen Muskel etwa den m. biceps, so entwickeln sich wohl lokalisierte Schmerzen in der Tiefe, wie sie uns klinisch vom intermittierenden Hinken bekannt sind. Matthews konnte zeigen, daß dieser Schmerz von hochfrequenten Entladungen der ischämischen Muskelspindeln begleitet ist und drückt sein Erstaunen darüber aus, daß diese propriozeptiven Afferenzen keinerlei reflektorische Folgen haben.

Wir haben im blinden Versuch ein geeichtes Dynamometer mit der Hand der ischämischen Extremität auf einen vom VL angegebenen Wert zusammenzudrücken versucht; wir haben mit der schmerzenden ischämischen Extremität im unwissenden Versuch Bälle gleichen Aussehens, aber verschiedenen Gewichts nach einer am Boden liegenden Scheibe geworfen. Die Leistung der ischämischen Extremität war nicht wesentlich schlechter als die der gesunden Extremität.

Wir bringen diesen Versuch, weil er uns zu demonstrieren scheint, daß wir von der regulatorischen Funktion des NS handelnd, physiologisch definierte Afferenzen (und Reafferenzen) zunächst als Nachrichten zu betrachten haben. Nachrichten können deutlich oder undeutlich, bestimmt oder unbestimmt sein; eine Nachricht ist keine Größe, kann aber Größe bedeuten.

Im gegebenen Experiment haben die Krampfentladungen der Muskelspindeln für das Aktionsschema offenbar keine Bedeutung; sie gehen als Schmerz in das zuständlich abbildende interozeptive Körperschema ein. Die noch — wie wir annehmen — in normaler Koordination ansprechbaren Propriozeptoren genügen zur Kontrolle und Information über die zu erfüllende Aufgabe.

Gestaltkreis und Kybernetik

Im folgenden möchte ich versuchen, die aus V. v. WEIZSÄCKERs Gestaltkreis entwickelten Konzepte mit den informationstechnischen Interprätationen der regulatorischen Funktionen im Lebendigen zu vergleichen, wie sie WIENER anläßlich der Hannoveraner Tagung vorgetragen hat. Ich hoffe, daß wir insbesondere über Ihre Kritik etwaiger Mißverständnisse, welche mir in der Auslegung dieses für uns so bedeutungsvollen Vortrages unterlaufen sind, zu gemeinsamer Verständigung kommen.

WIENER unterscheidet Anordnungen, welche Nachricht vermitteln und solche, welche Nachricht sind. Das NS scheint nach WIENER beide Funktionen in sich zu vereinen.

Auch WEIZSÄCKER unterscheidet zwischen Leitungsprinzip und Leistungsprinzip. Vom Leistungsprinzip handelnd interessieren uns zunächst jene Informationsmaschinen, welche Nachricht sind. Von ihnen sagt WIENER: „die Maschine ist nicht dieselbe Maschine".

Ähnliches hatte WEIZSÄCKER im Sinn, als er, den integrierenden Funktionswandel des NS bedenkend, seine Physiologie ohne Anatomie proklamierte. Auch das Gehirn ist nicht dasselbe Gehirn.

WIENER unterscheidet an der Maschine, welche Nachricht ist, eine kurzfristige Erfahrung und eine säkuläre Erfahrung.

Die kurzzeitige Erfahrung ergibt sich programmgemäß. Das Morsealphabet kennt nichts weiter als Strich — Punkt, der Fernschreiber bedient sich der Sukzession von maximal 5 Punkten als Kode. Jeder Schritt hat, um mit H. BERGSON zu sprechen, eine bestimmte Dauer. Diese Dauer muß abgelaufen sein, damit der gemeinte Buchstabe zur Bestimmung kommt. Die in einem buchstabierenden Schritt dem letzten Punkt oder der letzten Pause vorhergehenden Punkte und Pausen kommen mithin erst nach Ablauf dieses Schrittes zu ihrer Bedeutung, zu ihrer Determination, zu ihrer entgültigen, d. h. eben rückläufigen Bestimmung.

Diese, von WIENER an der Nachrichtenmaschine herausgestellte rückläufige Bestimmung hat vom Standpunkt der teleologisch interpretierten Aktualgenese allgemeingültige informationstheoretische Bedeutung.

Teleologie bedeutet in der Aktualgenese, etwa einer Tastwahrnehmung, nicht nur Finalität, im Sinne der prospektiven Potenzen, welche die Folgen der Abtastbewegungen steuern, vielmehr fordern eben diese prospektiven Potenzen eine ihr je komplementäre teleologische Funktion eben der rückläufigen, und schließlich endgültigen Bestimmung: der Determination, welche erst dann gegeben ist, wenn die Abtastbewegung ihr Ziel erreicht hat. Teleologie verweist somit nicht nur zum Ende hin, sondern auch vom Ende her. Diese Doppelläufigkeit der wahrnehmungsmäßigen Bestimmungsschritte bedenkend, sprechen wir von der zeitüberbrückenden Vergegenwärtigung des Wahrnehmungsgegenstandes.

Die entscheidende Bedeutung der rückläufigen Bestimmung, wie sie WIENER an der Nachrichtenmaschine demonstriert, ist in der Strukturanalyse der Aktualgenese unseres Wissens bisher außerhalb der Weizsäckerschen Schule unberück-

sichtigt geblieben, wohl deshalb, weil sie erlebnismäßig nicht deutlich zum Bewußtsein kommt. Auch uns hat sich paradoxerweise der zeitüberbrückende Charakter
des Wahrnehmungsaktes im Bereich der Sehleistung entdeckt. An den Leistungen
dieses Simultanorganes, wie J. V. Kries das Auge nennt, bedarf es, wie aus
Derworts Demonstrationen hervorgegangen ist, verzwickter experimenteller
Kniffe, um die determinierende Funktion der rückläufigen Bestimmung herauszustellen. Daß eben diese determinierende Funktion der rückläufigen Bestimmung
in den Wahrnehmungsleistungen der von Kries als Sukzessivorgane bezeichneten
Sinne — wie Tastsinn und Gehör — wenn auch unbewußt, so doch phänomenal
evident, d. h. gleichsam im Tagbau offenbar vorliegt, war auch uns entgangen.

Zum Tastsinn ein klinisches Beispiel: Ein Patient mit rechtsseitiger zentro-
parietaler Impressionsfraktur und gliedkinetisch apraktischen Störungen der
linken Hand überrascht uns mit der Bemerkung: Seine unbeholfene Linke sei
viel intelligenter als seine Rechte. Wenn er im Dunkel mit der linken Hand einen
Gegenstand ergreife, so wisse er sofort, um was es sich handelt. Die rechte Hand
müsse dagegen den ergriffenen Gegenstand umständlich abtasten, um den er-
tasteten Gegenstand identifizieren zu können.

Die Untersuchung ergab, daß der Patient im blinden Versuch den der linken
Hand gereichten Gegenstand, etwa ein Gipsfigürchen oder ein Kristallmodell zwar
sofort, aber höchst ungefähr benannte, so das Figürchen eines Bernhardiners als
„Hund" oder gar nur „ein Tier". Die rechte Hand tastete ein solches Figürchen
eingehend ab, und zum Schluß sagte der Patient: „Das ist wohl ein Bernhardiner
oder ein Neufundländer Hund, so zottig und gedrungen, und dann der buschige
Schwanz dazu." Reichte man der rechten Hand ein Figürchen, um es ihr in einem
gleichsam tachystohaptischen Versuch sogleich wieder zu entreißen, so waren die
Leistungen der Rechten genau so gut wie die der angeblich intelligenteren Linken.
Im Falle dieses künstlichen Abortus der noch nicht ausgereiften Impression gab
der Patient auch von der Rechten her eine nur ungefähre Auskunft über den
ergriffenen Tastgegenstand.

Zur Tatsache des unbewußten Charakters, der vom Unbestimmten zum Bestimmten aufsteigenden Entwicklung, und damit auch der rückläufigen Bestimmung eine weitere Demonstration aus der Hörsphäre: Ich sage . . . z. B. Jeremias,
und es kommt Ihnen vor, als hätten Sie vom ersten Laut bis zum letzten Laut von
der ersten Silbe bis zur letzten Silbe den Namen des Propheten vernommen. Es
kommt Ihnen gar nicht in den Sinn, daß ich ja der Silbe Jer- ebensogut ein
Jerusalem hätte folgen lassen können. Das gleiche gilt vom gesprochenen Satz,
von der gespielten Melodie; erst nach ihrer Beendigung kommen die vorher
gesprochenen Worte und gespielten Tonfolgen zu ihrer endgültigen und somit
rückläufigen Bestimmung.

Die kurzzeitige Erfahrung der Nachrichtenmaschine entspricht somit der
teleologischen Struktur der erlebten Information, aber mit einem wesentlichen
Unterschied. Die Nachrichtenmaschine, von der wir ausgegangen sind, ist binär
strukturiert. Ihre Antwort ist ja oder nein, schwarz oder weiß, flipp oder flopp.
Der Vorgang der Information ist mithin der einer Selektion des Zuteffenden im
Wege des Ausschlusses, der Negation des Unzutreffenden in 5 sukzessiven Schritten einengender Bestimmung.

In der Aktualgenese hingegen haben wir es nicht nur mit einem Selektionsprozeß zu tun, sondern mit der positiven Orthogenese einer sinnerfüllenden Leistung. Erinnern Sie sich bitte an das Beispiel des Tastaktes: Im ersten Umgreifen eines Tastgegenstandes wird eine Hypothese des Ganzen ausgezeugt, welche die nun folgenden Abtastbewegungen antizipativ steuert, der Selektion der rückläufigen Bestimmung des vollzogenen Tastschrittes kommt nur eine diese positive Tendenz modifizierende Funktion zu; im Fernschreiben ist allein die Negation entscheidend. Ähnliches gilt mutatis mutandis von allen Servomechanismen. EINSTEIN hat von der Rechenmaschine gesagt, sie könnte zwar Probleme lösen, nicht aber Probleme stellen. So weit die programmäßig prädeterminierte kurzzeitige Erfahrung.

Was die säkuläre Erfahrung betrifft, d. h. jenen Funktionswandel der Nachrichtenmaschine, welcher dem Erlernen zu vergleichen ist, so demonstriert WIENER diesen Vorgang an jenen maschinellen Anordnungen, welche aus der Erfahrung lernen, Dame zu spielen. Auch hier scheint es mir ausschließlich die rückläufige Bestimmung der Anordnung im Wege der Selektion zu sein, welche den Funktionswandel der Maschine in einer Weise steuert, daß die Maschine nach jeder *Inversion* mit zunehmender Wahrscheinlichkeit gewinnt. WIENER charakterisiert die regulatorische Phase der Inversion wie folgt: „Sie (die Maschine) studiert alle Partien, die schon gespielt worden sind. Die Frage für sie ist dann nicht, wie sie spielen soll, um zu gewinnen, sondern welche Verwertung der vorgegebenen Züge die beste gewesen wäre, um die schon gespielten Partien gewonnen zu **haben** (der Sperrdruck steht auch im Original."

Wenn WIENER diesen Vorgang lernen nennt, so folgt er damit der in den Vereinigten Staaten verbreiteten "learning theory", welche aus Tierexperimenten abgeleitet wird. Vom Standpunkt des Klinikers, welcher es mit dem Menschen zu tun hat, scheint dieser Terminus irreführend. Die Gehirnpathologie zwingt uns, zweierlei mnestische Ordnungen zu unterscheiden: einerseits Erfahrung und Erinnerung, welche die Intaktheit des Althirnes zur Voraussetzung hat, andererseits Lernen und kategorial geordnetes Wissen und Können, welches bei Herderkrankungen der Konvexität in agnostischen, apraktischen, aphasischen Syndromen bestimmte Leistungsbereiche trifft.

Ein Tier lernt nicht im Sinne der Entwicklung zunehmenden, kategorial geordneten Wissens, es erlernt nur, sein Verhalten auf Grund lustvoller und unlustvoller Erfahrungen in bestimmtem Sinne zu präzisieren (DERWORT).

In konsequenter Weise dem genetischen Ansatz folgend, kommt WIENER schließlich am Modell des transducers auf die Maschinen zu sprechen, die ähnliche Maschinen erzeugen. Auf die Gehirnfunktion bezogen, macht das Gehirn des Sprechers das Gehirn des verständnisvollen Zuhörers zu einem ihm ähnlich funktionierenden Gehirn. Soll aber das Gespräch in Gang bleiben, darf die Übereinstimmung nicht restlos sein. Im lebendigen Umgang hat jedem fruchtbarem Augenblick der Begegnung ein Neues zu entspringen. Die Auszeugung des Neuen ist geradezu das Wesen der Orthogenese, gleichgültig ob wir von Phylogenese, Ontogenese oder von Aktualgenese im lebendigen Umgang sprechen. WIENER selbst wendet seine informationstheoretischen Überlegungen, welche er aus dem Transducer ableitet, auf das Gen an. In dieser Sicht wird Information auf ein sich reproduzierendes, morphologisch definierbares Substrat bezogen und damit auch dem Neurobiologen der Weg eröffnet, die Beziehung des Leistungsprinzipes zum Nervensystem als einem morphologisch definierten Substrat wiederherzustellen, welches allerdings im Reproduktionsprozeß seiner selbst, in seinem Erhaltungs- und Funktionsstoffwechsel in ständigem Funktionswandel und aufsteigender funktioneller Entwicklung (Erfahrung und Erlernen) zu denken ist. In dieser Sicht ist das physiologisch verifizierte Leistungsprinzip nicht mehr als Reflexfiktion zu betrachten, sondern in seiner Faktizität in das Konzept der Physiogenese und der Physiogenie der Leistung einzubauen.

Regelkreis und Gestaltkreis

Ich glaube, wir sind nun so weit, den Regelkreis der regeltheoretisch interessierten Internisten und der Verhaltensphysiologen mit dem Gestaltkreis V. v. Weizsäckers zu vergleichen.

Die Verhaltensphysiologie orientiert sich am maschinell realisierten Regelkreis; Weizsäckers Leistungsprinzip, welches den Gestaltkreis regelt, ist dagegen intentional definiert, kommt also vom erlebnismäßig Bestimmten her, um dieses, auf eine technisch bestimmte Aufgabe beschränkt, in den Bereich des Meßbaren zu bringen.

Ein Gleiches strebt Wiener in seiner Biologie und Technik umfassenden Informationstheorie an und verwirklicht es in seinen Nachrichtenmaschinen und Servomechanismen.

Wir glauben, den wesentlichen Unterschied zwischen der maschinellen Realisation und der lebendigen Verwirklichung einer Aktualgenese darin zu erkennen, daß im Falle der maschinellen Realisation der Entwicklungsvorgang vom Unbestimmten zum Bestimmten, vom Unzutreffenden zum Zutreffenden (sowohl was die kurzzeitige wie die säkuläre Erfahrung betrifft) ausschließlich im Sinne der Selektion erfolgt, während die lebendige Aktualgenese — eine Reaktion vom fruchtbaren Augenblick der Begegnung an und von einer Hypothese als orthogenetischem Prinzip getragen — prospektive Potenzen entwickelt, welche in vortastenden Schritten im Sinne präzisierender Bestätigung zur rückläufigen Bestimmung kommen. Ein Gleiches gilt mutatis mutandis von der säkulären Erfahrung, von der Erinnerungsbildung, vom Erlernen und vom Lernen.

Im Problemkreis der Phylogenese wird die Frage des Verhältnisses von Orthogenese zur Selektion von den Neodarwinisten so behandelt, als wäre das Selektionsprinzip die hinlängliche Bedingung, um die Tatsache der aufsteigenden Entwicklung der Organismen zu erklären.

Wiener stellt sich durchaus nicht auf diesen Standpunkt und betont nachdrücklich, daß die Kybernetik Biologen und Techniker vor besondere Probleme stellt; als gemeinsam stellt sich für beide der teleologische Charakter der Regelung heraus, wie ihn Wiener in seiner kurzzeitigen und säkulären Erfahrung postuliert.

Vom teleologischen Standpunkt wäre Kommandoimpuls, Reafferenz und Löschung der Efferenzkopie das Modell des Grenzfalles der kürzesten kurzzeitigen Erfahrung. In äußerste Gefahr kommt das genetisch-teleologische Konzept der Kybernetik und des Gestaltkreises, wenn der biologische Regelkreis im Sinne der Homoiostase auf konstante Größen als Sollwert abhebt, dann droht in Modell und Bedeutung Rückmeldung zu einer mechanisch determinierten Rückkoppelung zu werden. Damit wäre aber die causa formalis, welche Genese bestimmt, aus dem Kalkül eliminiert, die causa efficiens allein maßgebend, das Leistungsprinzip neuerdings dem Leitungsprinzip unterstellt und die regulatorische Funktion ein Epiphänomen.

Von der Leistung, von der Physiologie lebendiger Reaktionen ausgehend, sind wir hingegen der Meinung, daß wir unser Konzept von der regulatorischen Funktion des NS werden radikal umdenken müssen, insbesondere, wenn wir die Tatsachen berücksichtigen, daß jede geglückte Leistung, um mit MITTELSTÄDT zu sprechen, eine Masche ist, der jeweils aufgegebenen Umwelteinwirkung mithin nicht folgt, sondern ihr zeitgerecht begegnet.

Bedenken wir vom physiologischen Standpunkt, daß die regulatorische Abstimmung unserer Regulatoren dem vom Standpunkt des Leitungsprinzips trägen autonomen NS übertragen ist, so scheint es mir erwägenswert, ob der paradoxerweise von der Regeltechnik eingeführte Terminus ,,Fühler'' anstelle von ,,Empfänger'' die Funktion der Sinnesreceptoren im Verlauf einer proleptisch wohlgeordneten Aktualgenese in einer Weise charakterisiert, wie sie wohl dem Leistungsprinzip tatsächlich entspricht, vom Informationstechniker aber, soweit er mit Blockschaltschema operiert, nicht ernst genommen, sondern nur per analogiam verwendet wird. Erinnern Sie sich bitte an diese zeitknappe Kompensation der unerwartet einsetzenden Reibung in CHRISTIANs Schlittenversuch, welche eine zeitgemäße Abstimmung der Proprioreceptoren zur notwendigen Voraussetzung macht.

Vom morphologischen Standpunkt ist bemerkenswert, daß das die regulatorische Abstimmung der Peripherie verwirklichende autonome NS nicht etwa zentral, sondern in der äußersten Peripherie seine größte Expansion erfährt. Wieder scheint die regulatorische Funktion, diesmal in morphologischer Sicht, nicht etwa ein Privileg der Zentren zu sein.

Die Diskussion der Aktualgenese abschließend, glauben wir einen kritischen Vermerk machen zu müssen, welcher ebenso für den ,,Gestaltkreis'', wie für kybernetische Modellvorstellungen und Regelkreise gilt, insofern sie ihre Strukturanalysen auf technisch definierte Leistungen beschränken. Es gilt die empirisch erwiesenen Grenzen des Kompetenzbereiches derartig technisch definierter Modellvorstellungen ebenso scharf zu erkennen, wie es SHERRINTON tat, wenn er den Reflex als Fiktion bezeichnete; zugleich eröffnet sich unserer Forschung ein Regulationsbereich, welchen HERBERT PLUEGGE unter dem erlebnismäßigen Aspekt der Befindlichkeit behandeln wird.

Wir haben uns immer wieder auf die zutreffende Abstimmung der Peripherie, etwa der Muskelspindeln über die γ-Fasern, bezogen. Nun wissen wir, daß die periphere Abstimmung, von der wir sprechen, wie HERNANDES PEÓN, LOUVET, GAADA u. a. Autoren in der "neuronal afferent habituation" festgestellt haben, ganz wesentlich vom motivierenden Interesse des geprüften Reizes und damit von der persönlichen Erfahrung des untersuchten Lebewesens abhängt.

Wie schon DUBOIS REJMOND hervorgehoben hat, ist es die Funktion des autonomen NS, das "milieu intern" auf das "milieu extern" abzustimmen. Wichtig scheint mir, im gegebenen Zusammenhang hervorzuheben, daß eben diese Abstimmung auf die Umwelt Voraussetzung einer zutreffenden gegenständlichen Identifikation ist. Der Konstanz der Gegenstandsfarben ist, um mit Goldstein zu sprechen, ein „Haben" der Beleuchtung, der Erkennung der Substanz gleichglatter Körper nach Katz, ein „Haben" der Milieutemperatur vorauszusetzen. Umwelt, milieu extern ist Lebensraum und damit Erlebensraum, also auch Mitwelt der Mitdaseienden. Das autonome NS, welches auch an der Herstellung des zwischenmenschlichen Weltbezuges so maßgeblich beteiligt ist, wird deshalb seit Winslows Zeiten als Sympathicus bezeichnet.

Der Weltbezug wird in der Befindlichkeit zum Erlebnis. Wir werden von H. Plügge hören, daß im ungestörten Weltbezug Befindlichkeit nicht etwa zuständlich zum Bewußtsein kommt, sondern der Welt der Möglichkeiten zugewendet ist.

Eine zutreffende Beschreibung der Befindlichkeitsstörungen, welche diagnostisch, bestimmten organischen Erkrankungen zugeordnet erscheinen, ist für den an der regulatorischen Funktion des NS interessierten Arzt von hoher Bedeutung. Nicht nur, weil ihm damit der Weg zur Entdeckung des pathophysiologischen Korrelates, des das Übelbefinden provozierenden Vorganges gewiesen werden kann, wie dies ja z. B. die viscerogene Provokation des Schmerzes betreffend, seit eh und je der Fall ist, sondern weil auch das Übelbefinden als solches seinerseits in zu bestimmender Weise auf den krankheitsspezifischen Regulationsmodus zurückwirkt. Auf diesem bisher vernachlässigtem Neuland müssen, wie ich glaube, in nächster Zukunft der Internist, der regeltheoretisch interessierte Neurologe und der Psychiater ihre Erfahrungen bilden und ihre Erfahrungen austauschen, um Psychiatrie als ärztliche Kunst, insbesondere aber die psychosomatische Medizin auf empirisch besser gesicherte Grundlagen zu stellen.